PSICOMOTRICIDADE

PSICOMOTRICIDADE
Manual Básico

Segunda Edição

Mônica Nicola
Psicanalista
Psicomotricista
Responsável pelo Projeto Tartaruga de Pesquisa em Autismo no Brasil
Docente da Graduação e Pós-Graduação Ligada à Psicoterapia
Docente da Escola de Especialização em Psicoterapia da Idade Evolutiva –
Abordagem Psicodinâmica do Instituto de Psicoterapia de Roma
Autora e Coautora de Diversos Livros e Artigos nas Áreas Cieníificas Ligadas à Psicoterapia e ao Feminino

REVINTER

Psicomotricidade – Manual Básico, Segunda Edição
Copyright © 2013 by Livraria e Editora Revinter Ltda.

ISBN 978-85-372-0507-5

Todos os direitos reservados.

É expressamente proibida a reprodução deste livro, no seu todo ou em parte, por quaisquer meios, sem o consentimento por escrito da Editora.

Capa:
FELIPE DE BOTTON

Contato com a autora:
m.nicola@terra.com.br

CIP-BRASIL. CATALOGAÇÃO-NA-FONTE
SINDICATO NACIONAL DOS EDITORES DE LIVROS, RJ

N539p

Nicola, Mônica.
Psicomotricidade: manual básico/Mônica Nicola. - 2. ed. - Rio de Janeiro: Revinter, 2013.
il.

Inclui bibliografia e índice

ISBN 978-85-372-0507-5
1. Psicomotricidade. 2. Psicomotricidade - Manuais, guias etc.. I. Título.

12-7211.   CDD: 152.3
                            CDU: 159.943

A precisão das indicações, as reações adversas e as relações de dosagem para as drogas citadas nesta obra podem sofrer alterações.
Solicitamos que o leitor reveja a farmacologia dos medicamentos aqui mencionados.
A responsabilidade civil e criminal, perante terceiros e perante a Editora Revinter, sobre o conteúdo total desta obra, incluindo as ilustrações e autorizações/créditos correspondentes, é do(s) seu(s) autor(es).

Livraria e Editora REVINTER Ltda.
Rua do Matoso, 170 – Tijuca
20270-135 – Rio de Janeiro, RJ
Tel.: (21) 2563-9700
Fax: (21) 2563-9701
E-mail: livraria@revinter.com.br
www.revinter.com.br

Apresentação

Conheço, aprecio e respeito Mônica Nicola, a carioca mais paulista que conheço, com o sorriso largo sempre presente e os braços abertos para envolver carinhosamente todos aqueles que têm a alegria de com ela conviver.

Sua atuação na fundação da Sociedade Brasileira de Fonoaudiologia (SBFa), em 1988, foi marcante e, tendo assumido o cargo de presidente durante dois mandatos sucessivos (de 1991 a 1995), mostrou a sua enorme garra aliada à capacidade de liderança e organização.

Tive a honra de poder contar com a sua presença, ministrando um curso sobre psicomotricidade para alunos da graduação e da pós-graduação em Fonoaudiologia na Pontifícia Universidade Católica de São Paulo (PUC-SP), onde foram destacados o seu conhecimento sobre o assunto e o modo informal e agradável como expõe as suas ideias e demonstra prática e didaticamente a aplicação dos diferentes exercícios.

A comunidade científica ganha um presente com este livro que, certamente, ampliará horizontes na atuação clínica, além de contribuir para incrementar a produção científica profissional em nosso meio!

Iêda C. Pacheco Russo†

Dedicatória

Para minhas irmãs Lulu, Cacau, Deb e Suanny que me sustentam com seu amor;
Para Renata Barros, Mara Behlau, Ruth Bompet, Fernanda Engelke, Daniele Rupert, Cris Jucá e Cintia Areno que me permitem compartilhar da amizade e da admiração profissional que tenho por elas.

AGRADECIMENTOS

Muitos profissionais são importantes no crescimento de outros, este livro só existe por esta troca.

Ao Sérgio Dortas e à Renata Barcellos Dias, pelo investimento incansável na área científica.

Ao Felipe de Botton e à Monica Farina, pela capa que envolve o livro e muito mais pelo imenso carinho com que eles me envolvem.

Ao Eduardo Lociger, pela minha construção psicanalítica.

Às minhas crianças do projeto Tartaruga e à maravilhosa equipe do IDO, pela capacidade de interagirem com a psicomotricidade, devolvendo ao corpo aquilo que ele tem dificuldade em encontrar sozinho.

Prefácio

A psicomotricidade reafirma a sua especificidade que, a cada publicação científica, se torna mais conhecida na área da Reabilitação e da Educação.

O livro *Psicomotricidade – Manual Básico* apresenta uma gama de assuntos pertinentes que vão desde o histórico, conceitos fundamentais a importantes técnicas de avaliação em psicomotricidade.

De forma objetiva, profissionais e estudantes poderão beneficiar-se de assuntos que, na verdade, esclarecem as experiências do movimento no homem, seu corpo e suas relações com o mundo e com os objetos.

Helena Marinho

Introdução

Como nos perdemos do nosso corpo e só vamos resgatá-lo lá na frente, quando vamos.

Escrevi esta frase quando terminei uma das muitas apostilas de psicomotricidade que estão diluídas neste livro, e talvez nesta fase, tenha iniciado meu movimento de construção na montagem das peças soltas que compõem todo este trabalho.

A redação de um material de consulta cujo principal objetivo é o de servir como ferramenta facilitadora para colegas profissionais e estudantes, vem de encontro ao vácuo que existia na época de seu lançamento. Hoje, nesta segunda edição, manteremos o corpo de consulta atualizado, mas já encontramos a Psicomotricidade muito mais bem instalada no campo das ciências.

Vários cursos e formações se abriram e muitos profissionais foram bem preparados para atuar nesta área. Pesquisas continuam sendo realizadas e os congressos enriquecem o nosso saber.

É preciso nunca deixar de pensar que uma intervenção psicomotora traz consigo uma outra itervenção, a psíquica. Não temos como separar esta rica combinação. Mesmo quando a atuação é apenas motora, ela sensibiliza o corpo, e a mente reage a esta operação.

O movimento corporal possibilita outros tantos movimentos internos, o corpo responde ao ritmo, a sintonia, a harmonia.

O corpo busca este conforto e quando oferecemos isto a ele, certamente será bem aproveitado.

As crianças, em seus jogos corporais, expressam uma simbologia mágica e representam, pelas vivências, seus guardados mais profundos.

Que possamos profissionalmente aproveitar este trabalho e mais ainda, que possamos interpretá-lo.

Corpo, Corpo Meu

(Mônica Nicola)

Corpo, corpo meu
te descubro
me descobres
te procuro
me percorres.
Corpo, corpo meu
onde busco minhas entranhas
sanando minhas manhas
tentando me compreender
tentando me encontrar
em você.
Corpo, corpo meu
como pudemos viver
distantes
sem nos tocar
sensações
sem carregar
emoções
como pudemos ser
como antes
vivendo separadamente
você só corpo
E eu só mente.
Corpo, corpo meu
nesta procura incessante
esbarro por um instante
no inteiro que
podemos ser.
E agora te conhecendo
Ah! Corpo meu,
não te posso perder.

Sumário

1 Histórico 1
Histórico da psicomotricidade 1
Visão filosófica no processo da unicidade 2
    O mundo e a filosofia 3
    A filosofia e o mundo 3
    Princípio da unicidade 3

2 Conceitos 5
Conceitos básicos 5
Esquema corporal 6
Imagem corporal 7
Tonicidade 7
    Tono 7
    Atividade tônica e tônico-postural 9
    Tono e movimento 9
    Tono e repouso 9
    Tono e comunicação 10
Movimento 10
Comunicação 11
    Linguagem corporal 11
Linguagem gestual-mimese expressiva 12
    O gesto e a fala 12
    O corpo falante 13

3 Neurologia × Motricidade 15
Desenvolvimento filogenético 15
Músculo estriado 16
Sistemas anatômicos 16
Evolução do movimento 16
    Alteração nas características do movimento 17
    Atuação do cerebelo do movimento 17

4 Evolução da Psicomotricidade na Criança ... 19
Desenvolvimento motor ... 19
1ª Etapa: do nascimento aos 2 anos aproximadamente ... 19
2ª Etapa: dos 2 aos 5 anos ... 20
Lateralidade ... 23
Atividade grafomotora da criança ... 24
Evolução do grafismo ... 24
Atividade psicomotora através do grafismo/Simbolismo do desenho ... 24

5 Linha de Atuação ... 27
Pré-requisito para o trabalho ... 27
Campos de atuação ... 28
Formação ... 28

6 Avaliação Psicomotora ... 29
Modalidades de avaliação ... 29
Avaliação motora ... 29
Avaliação psicomotora ... 29
Avaliação da criança ... 31
Avaliação no adulto ... 32
Avaliação na terceira idade ... 32

7 Modelo de Avaliação Básica ... 33
Tonicidade (baseado no método desenvolvido por Françoise Desobaux/França) ... 33
Tono de base ... 33
Tono de ação ... 34
Tono de força ... 34
Exame das tensões ... 34
Avaliação do ritmo ... 35

8 Avaliação do Bebê ... 37
Desenvolvimento da criança ... 38
Primeiros exames ... 43
Apgar ... 43
Exame clínico geral ... 43
Exame neurológico ... 43
Exame psicomotor ... 43
Provas padronizadas ... 44
Baby test (1960) ... 44

Sumário

Escala Casati, Piaget e Lezine (1968) 44
Brunet e Lezine 44
Reações e reflexos primários 44
  Reação automática 45
  Reflexo magnético 45
  Reação de marcha 45
  Reflexo de glabela 45
  Placing reaction 45
  Reação de Galant 45
  Ref. tônico-nucal assimétrico 45
  Ref. postural labiríntico – Landau 45
  Preensão palmar 46
  Preensão plantar 46
  Reflexo de Moro 46
Avaliação psicomotora do bebê 47
  Justificativa 47
  Condições para avaliação 47
  Fases motoras do bebê 48
  Afetividade 49
  Delineamento da avaliação 49
  Investigação e reconhecimento precoce 50
  Ficha de avaliação psicomotora 51
Shantala 57

9 Avaliação Psicomotora na Criança 59
Exame psicomotor 59
  Coordenação geral 59
  Coordenação dos membros superiores 60
  Coordenação dos membros inferiores 61
  Coordenação digital 61
  Lateralidade 61
  Mímica 62
  Atividades corporais cotidianas 62

10 Modelos de Avaliação 65
Segundo Ozeretsky 65
  Exame 65
  Produto 65
Segundo Lefèvre (Antonio B.) 67
  Objetivo 67
Picq e Vayer 79
  Postura 79

Equilíbrio 79
Coordenação motora 80
Ritmo 81
Maturidade 82

11 Recursos Terapêuticos 85
Vivenciar o sensório-motor 85
Ajustamento tônico 85
Desenvolvimento do prazer sensório-motor 85
Terapeuta – instrumento do paciente 86
Escuta da criança 86
Importância da sala de psicomotricidade 86

12 Sugestões de Atividades para Terapia 89
Relações espaciais 89
Coordenação visuomotora 91
Constância de percepção 92
Figura – fundo 92
Atenção 93
Percepção tátil 94
Percepção olfativa 94
Percepção gustativa 95
Orientação temporal 95
Associação de ideias 96
Compreensão e raciocínio 96
Memória 97
Percepção auditiva 98
Posição no espaço 99
Treinamento da percepção – Sugestões de exercícios 100
  Percepção auditiva 100
  Percepção tátil 101
  Percepção olfativa e gustativa 101

Anexos
1 Psicomotricidade É a Consciência de Si 103
2 Liberdade sem Medo 105

Índice Remissivo 107

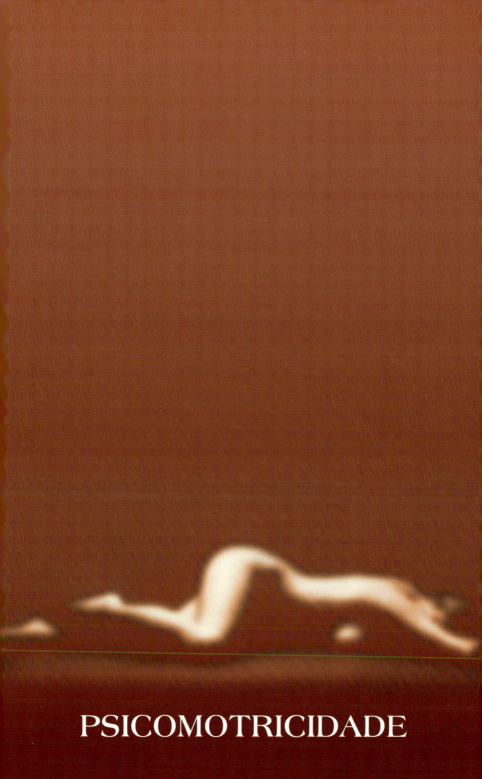

1 HISTÓRICO

HISTÓRICO DA PSICOMOTRICIDADE

Toda nossa cultura tem sua origem, no que se refere ao corpo, nas cidades gregas.

Poetas míticos helênicos exaltavam proezas físicas, como Homero. Filósofos, como Platão, fizeram do corpo um lugar de transição da existência no mundo, de uma alma imortal.

Os mais racionalistas – Aristóteles – entendiam o homem como uma certa quantidade de matéria-corpo, moldada numa forma-alma.

Descartes, filósofo e matemático francês, é o criador da questão.

"Penso, logo existo. Sou uma coisa que pensa, uma coisa da qual toda essência decorre do pensar, mas possuo um corpo ao qual estou estreitamente vinculado e que não pensa.

A minha alma (eu) é inteiramente distinta do meu corpo, mas não pode existir sem ele.

Ainda em bases filosóficas, porém com a entrada dos estudos da psique, Maine de Biran faz uma valorização do movimento como componente essencial na estrutura do eu:

"É na ação que o EU toma consciência de si mesmo e do mundo."

Nesta sequência, surge Freud e com ele a importância do corpo na formação do inconsciente.

Mas foi Dupré quem nos deu em 1907 a primeira noção de psicomotricidade através de uma linha filosófica psiquiátrica, onde empregava o termo psicomotricidade para evidenciar o paralelismo psicomotor, ou seja, a associação estreita entre o desenvolvimento da motricidade, inteligência e afetividade.

No período estimado em 1934/1937 tivemos importantes contribuições que devem ser consideradas como marcos para a psicomotricidade.

Gesell – médico-pediatra e pesquisador – criou escalas de maturação e iniciou a divulgação de escalas para o desenvolvimento motor.

Wallon – pedagogo, introduziu o senso de identidade corporal. "A linguagem corporal precede a linguagem verbal na criança permitindo o acesso à simbolização." O primeiro senso de identidade é feito através da percepção do corpo.

Piaget – psicólogo educador. Os trabalhos sobre o desenvolvimento cognitivo e práxico deram maior importância a psicomotricidade, através do fundamento genético central de toda teoria do desenvolvimento motor e definidas as praxias como ação na sua totalidade.

Os movimentos não seriam apenas movimentos, mas orientados e dirigidos em função de uma intenção ou resultado.

Shilder – médico-psiquiatra, filósofo – foi quem desenvolveu os estudos sobre a imagem corporal.

Ajuriaguerra – psiquiatra. Por meio de estudos clínicos e da ação terapêutica psicomotora, correlacionou o desenvolvimento práxico com o instrumento corporal e sua significação relacional.

Foram delimitados por ele os termos motricidade e psicomotricidade como atividade de um organismo total, expressando uma personalidade toda inteira. A psicomotricidade corresponde a uma análise geral do indivíduo e traduz um certo modo de ser motor, caracterizando todo o seu comportamento; é um modo de estar no mundo, o movimento é uma forma de adaptação ao mundo exterior.

A partir de 1907, com Ajuriaguerra a palavra psico permaneceu unida a motricidade (sem hífen).

Para **André Lapièrre**, psicomotricista francês: "O psicomotricista só pode firmar sua identidade através do conhecimento da aquisição da sua identidade corporal."

Surge neste momento a inter-relação:

- *Mundo interior:* sentimos.
- *Mundo exterior:* expressamos.

VISÃO FILOSÓFICA NO PROCESSO DA UNICIDADE

Para definir filosofia podemos afirmar que é um processo contínuo em busca da verdade com fundamentação, sua função é a de fornecer posturas críticas com a qualidade e a produção do saber.

A característica mais evidente da filosofia é a de buscar o saber através de reflexões, estudos e questionamentos.

Na saúde fica explícito que não há verdade absoluta, não há posse do saber, existe sim um sobretudo mutável do saber.

HISTÓRICO

O mundo e a filosofia

Existe uma *paura* de pensar filosoficamente, pois isso implicaria questionar posturas, juízos. Com isso, fez-se uma substituição da filosofia pelo "praticismo" dos convencionalismos, hábitos, materialismo, sendo tudo isso considerado o grande bem-estar.

A filosofia e o mundo

Rompendo quadros do mundo para lançar-se ao infinito, porém retornando ao finito para encontrar seu histórico sempre original.

Nem mesmo a mais profunda meditação terá sentido se não se relacionar à existência do homem aqui e agora.

Princípio da unicidade

A partir do ponto em que a filosofia não é um credo, pois está em plena busca consigo mesma, abre-se à questão da dualidade entre a verdade e o saber e neste momento fica claro, sob ponto de vista filosófico, que a unicidade corpo e mente está implícita no todo humanístico e só por meio do encontro com este todo se pode buscar uma verdade.

Na Antiguidade, os escravos saldavam a vida com o corpo, a única coisa valiosa, pois o pensar só era valorizado vindo de castas superiores como escribas e pensadores, que trabalhavam só com a mente.

Essa ausência na unidade ficava clara, era corpo ou mente e as relações entre os homens eram explicitadas pela cosmotonia (influência da visão religiosa – convívio com os deuses). Existia, então, uma separação entre os mitos e a razão, e neste processo é que surgiu o que denominamos hoje pensamento RACIONAL.

Foi a partir de Thales que se incorporou a primeira consciência do corpo, sendo por ele fundada a primeira escola filosófica, que se preocupava com os fenômenos físicos e sua relação com objetivos pessoais no contexto de filosofia. Deste ponto os trabalhos vão se direcionando para os estudos dos movimentos corporais.

Dentro da filosofia, podemos, entre tantos, citar Sócrates, que repensa o princípio de todas as coisas e se volta para o princípio humano, começando a dar forma para a unicidade do corpo com a mente, que vem então se desenvolvendo gradativamente até nossos dias. Cada vez mais, graças aos estudos da Antiguidade, vamos tomando consciência deste ser interno que representamos e buscamos.

Com diversas teorias de culto ao corpo, podemos encontrar como exemplo os filmes épicos onde os grandes pensadores e filósofos sempre apareciam com o aspecto mente em destaque e o corpo era frágil ou feio, enquanto os gladiadores eram de beleza olímpica, assim como deuses. A diferença entre corpo e mente era colocada na díade inteligência × corpo.

Passando por anos e linhas de pensamento, podemos observar uma tentativa para com a evolução desta díade. Alguns nomes, entre tantos, seguramente foram de vasta importância para nosso conceito atual de psicomotricidade:

Descartes – "Tenho uma alma pensante e um corpo que se move através dela."

Freud – "O corpo desempenha papel importante na formação do inconsciente."

Dupré – psiquiatra e filósofo. Usa pela primeira vez a terminologia psicomotricidade para evidenciar o paralelismo entre:

motricidade + afetividade + inteligência

Ajuriaguerra – foi quem retirou o hífen que separava simbolicamente o termo psicomotricidade.

Iniciou estudos sobre o instrumento corporal e sua significação relacional.

Na atualidade encontramos estudiosos como:

Lapièrre – fundador da terapia corporal.

Acouturrier – foi discípulo de **Lapièrre** especialista na psicomotricidade escolar.

Jean Bergés – neuropsiquiatra que estuda a relação da aprendizagem com os sintomas psicomotores.

E muitos outros professores graduados, pesquisadores de nível acadêmico e científico respeitável.

Atualmente França/Itália/Argentina e Brasil mantêm relações e estudos nesta área.

A grande escola da psicomotricidade está na França onde existe a primeira sociedade científica organizada da psicomotricidade, que deu origem à brasileira.

2 Conceitos

CONCEITOS BÁSICOS

Motricidade é a propriedade que têm certas células nervosas de determinar a contração muscular, e Psico originário do grego Psyquê vem como representação do intelecto, da alma, do espírito segundo abordagens antigas.

O termo Psicomotricidade responde então por uma condição de ambivalência corpo/mente. A unificação do sujeito se encontraria então na unicidade destes pontos transitando harmonicamente entre as duas partes.

- Como conceituar **CORPO** na psicomotricidade?

Um corpo além de biológico e orgânico que se move, vê, sente, ouve; uma corporalidade que permite expressar emoções e estados interiores. Um lugar de expressão da vida psíquica e do seu interior.

- Como avaliar este **CORPO** sob visão psicomotora?

Bastante diferenciada da visão motora, devemos saber o que buscamos naquele corpo e clareza para perceber o que vamos receber dele.

- Conceituação atual de Psicomotricidade:

Estudo do homem nas suas relações com o corpo em movimento, encontrando aplicação prática em formas de atuação que habilitam ou reabilitam o sujeito.

A intervenção psicomotora então se situa em âmbito global, numa tentativa de modificar toda uma atitude em relação ao corpo como lugar de sensação, expressão e criação.

Podemos usar a terminologia "ação terapêutica", que consiste no modo de auxiliar uma pessoa a ser o que ela é capaz de ser.

ESQUEMA CORPORAL

A noção de esquema corporal é fruto de uma longa progressão que levou profissionais (neurologistas, psicólogos, psiquiatras...) a se interrogarem sobre a percepção do corpo.

O bebê não nasce completamente maduro, o que o coloca dependente das pessoas que o cercam, portanto os seus primeiros comportamentos inscrevem-se num contexto sociorrelacional. Graças às manipulações a que os outros submetem seu corpo é que a criança se identificará gradualmente, realizando então seus primeiros movimentos através de outras pessoas.

Aqui, poderíamos abrir um parêntese para os estudos de Annie Vinter sobre a "imitação neonatal-corporal", onde as primeiras noções corporais do bebê passam pelo processo da imitação. A pesquisa indica que o recém-nascido imita tanto um modelo facial quanto um modelo manual, ou seja, movimentos que ele controla visualmente ou não.

Poderíamos, então, acrescentar que neste caso os movimentos corporais se dariam pela imitação ou pelo reflexo, mas que a noção corporal estaria ausente, não havendo dominância nem consciência do esquema corporal.

Bower (1979) considera estas representações "abstratas" por reterem do real e do próprio corpo apenas dimensões gerais.

Partindo desta abordagem inicial podemos afirmar que a descoberta do esquema corporal é uma conquista gradativa da criança e sua utilização deste esquema vai permitir que ela possa ganhar confiança no seu próprio corpo.

Conhecer seu esquema corporal é ter uma consciência do próprio corpo, das partes que o compõem, das suas possibilidades de movimentos, posturas e atitudes.

Toda alteração no sistema motor está acompanhada de alterações do esquema corporal; sendo a soma de todos, os eventos que ocorrem nas funções sensitivo-motoras, afetivas e intelectuais e que levam a consciência do próprio corpo.

Por muitos anos esta noção ficou escondida pelo desconhecimento, desinteresse e até mesmo pela repressão da sociedade que mantinha uma visão do corpo como mero instrumento de trabalho para o homem e de reprodução para a mulher. Na atualidade estes conceitos vêm modificando-se, através do descobrimento da integração corporal e, principalmente, pelo desenvolvimento social.

Conceitos

IMAGEM CORPORAL

A melhor definição dada à imagem corporal vem obviamente do maior estudioso sobre o assunto, **Paul Schilder**, que entende por "imagem do corpo humano a figuração de nosso corpo formada em nossa mente, ou seja, pelo modo que o corpo se apresenta para nós".

Existe uma imagem tridimensional do nosso corpo a qual denominamos de imagem corporal. Isto não significa que estaremos imaginando livremente nosso corpo, desenhando-o ao nosso desejo. Essa liberdade existe, mas se desvincula do conceito de imagem corporal tridimensional, porque aqui existem representações mentais envolvidas, armazenadas com impressões pelo córtex sensorial.

Como exemplo atual podemos citar que num universo feminino constantemente nos encontramos frente a liberdade de imagem corporal, pelo desejo de corresponder ao estereótipo de beleza solicitado pela sociedade.

Existem inúmeros esquemas que nos permitem formar uma imagem e, por vezes, persistir na existência dela, mesmo tendo a real se modificado. Um dos exemplos mais usados para esclarecer esta situação é a do membro fantasma, quando, no caso de amputação, as terminações nervosas continuam enviando mensagens e o amputado tem certeza de que sua perna mexe, seu pé coça. A presença da perna ausente permanece, e é necessário tempo para recodificar esta imagem.

TONICIDADE

Tono

A função tônica é fundamental na abordagem psicomotora do indivíduo em virtude dos diversos aspectos que ela atinge.

Investe-se em todos os níveis da personalidade psicomotora e participa das funções motrizes como equilíbrio e coordenação. Um dos fatores mais relevantes para a psicomotricidade é sua atuação representativa na linguagem corporal.

Podemos definir o tono/tônus como um fenômeno nervoso muito complexo, sendo a trama de todos os movimentos sem desaparecer na inação.

Esta função se expressa pela contração permanente da musculatura. Os neurofisiologistas evidenciaram o processo que atua em contração permanente e atua de forma modulada, permitindo atividades posturais, sustentação de membros, estática e equilíbrio do corpo.

Neste conjunto a atuação é medular, porém existe controle das estruturas nervosas superiores. (Um estudo mais aprofundado poderá ser encontrado nos materiais de neurofisiologia.)

A neurologia infantil se preocupou sobre a função tônica durante os primeiros anos da vida humana. Existem critérios que nos permitem avaliar o desenvolvimento neuromotor e, com isso, as atividades tônico-posturais (tonicidade axial).

Um tono harmonioso permite gestos com qualidade e bem regulados. Edifica os esquemas sensório-motores para as representações mentais do gestual e postural.

Podemos dividi-lo em níveis do seu próprio desenvolvimento:

- *Hipertonia:* aumento do tono que pode ocorrer em determinado ou em vários grupos musculares.
- *Hipotonia:* diminuição do tono que pode ocorrer em determinado ou em vários grupos musculares.
- *Rigidez:* acomete vários grupos musculares.
- *Espasticidade:* aumento de tono muscular em determinado grupo muscular.
- *Espasmo:* modificação rápida do tono.
- *Distonia:* tono flutuante.
- *Contração tônica:* resistência do músculo diante de uma mobilização passiva.
- *Reflexo miotático:* quanto maior o alongamento muscular maior a tensão.
- *Laço gama:* o mecanismo do laço gama (Sherrington – 1916) explica o processo da contração muscular independente da influência do sistema nervoso central.

O tono muscular é um fenômeno de natureza reflexa que tem sua origem no músculo, mas cuja regulação está submetida ao cerebelo. Existe ao nível do fuso neuromuscular, que está presente em todos os músculos estriados, uma estrutura sensorial muito complexa que dá ao músculo este sistema de regulação autônoma, que é o laço gama (o sistema). Vale a pena ressaltar que para Wallon, a função tônica também é influenciada pelo psiquismo.

Atividade tônica e tônico-postural

Considerada um suporte para a comunicação pré-verbal por estarem associadas às atividades tônicas de mímicas, gestos faciais, corporais, acrescidas de significações afetivas e sociais adquiridas, ou seja, a criança descobre que por meio de determinada postura ela obtém um significante direto.

A primeira pessoa a perceber isso é a mãe, que processa então as respostas satisfatórias ou não e que começam a aumentar a cadeia de significantes.

Tono e movimento

O movimento humano, sob todas as suas formas, inclusive a de sua ausência (relaxamento), elabora-se sobre fundo tônico, que é simultaneamente o seu abstrato e a sua matéria.

Indiferenciado no começo e mal definido na criança pequena, que não concluiu sua maturação, ele ganha características precisas, refina-se e afirma-se progressivamente.

Especifica-se em cada um dos nossos movimentos voluntários ou não, em cada uma de nossas atitudes, posturas e até mesmo em nosso repouso.

Tono e repouso

O sono e o repouso em geral não são paralisações da atividade, pois na distensão mais profunda a inatividade muscular é apenas relativa e muito variável.

O total relaxamento muscular é passageiro e acompanha o início rápido e profundo do sono. Após este período o relaxamento do sono passa a sofrer influências tônicas.

A criança muito pequena mostra bem a presença do tono muscular, pois se encaracola toda para dormir, até encontrar a posição fetal que lhe proporciona conforto corporal e aconchego mnêmico.

Por outro lado, existem modos diferentes de acesso ao sono:

- Indivíduos que encontram repouso em qualquer parte do dia, em qualquer posição.
- Indivíduos que só conseguem dormir após longo ritual de leitura, luzes, movimentos na cama etc.
- Indivíduos que necessitam estar familiarizados com o ambiente.

Tono e comunicação

Como vimos anteriormente, o tono é considerado uma função pré-verbal e encontra sua origem nos primeiros tempos onde o corpo da criança é o corpo da mãe.

Chamamos de diálogo tônico esta relação que se dá entre a criança e a mãe.

No início não existem sinais semânticos na relação, as reações da criança são espontâneas às estimulações tanto internas como externas.

No final do 1º ano, surge um sistema gestual acompanhado de palavras soltas que na verdade indicam mais que denominam.

A partir do 2º ano, a criança usa articulações fonéticas e tem maior controle tônico.

O tono age na criança demonstrando por meio de sinais corporais como:

- Hipotonia-satisfação.
- Hipertonia-apelo.

MOVIMENTO

Classicamente definiríamos: movimento seria o deslocamento do corpo no espaço.

Por conseguinte, o movimento é um termo genérico que abrange indistintamente os reflexos, atos motores conscientes ou não, normais ou patológicos, significantes ou desprovidos de significado.

Contudo ao falarmos dos reflexos, vamos visualizar não só o campo neurológico, mas também os movimentos reflexos que envolvem senão a consciência pelo menos uma certa atitude psicológica, uma educação por serem resultado de um aprendizado.

Os movimentos apresentam algumas características que são independentes entre si, como:

- *Movimentos reflexos:* sustos.
- *Movimentos adquiridos:* andar.
- *Movimentos com reações condicionadas:* queimadura.
- *Gestos conscientes:* redundância.
- *Atos falhos:* sincinesias.

Podemos agora falar dos movimentos corporais, como o gesto que pode ser definido como um movimento determinado por uma intenção.

CONCEITOS

O gesto tem finalidades conscientes ou inconscientes, chegando às vezes a ser uma redundância da comunicação.

Quando diagnosticamos autismo numa criança, uma das principais provas é exatamente a ausência dos gestos indicadores. O dedo indicador para esta criança não tem função igual para qualquer outra.

Assim como o movimento corporal pode estar diretamente ligado a comunicação em algumas situações, o deslocamento do corpo no espaço assumirá significados internos e externos, sem apoio de nenhum outro recurso que não seja o próprio corpo em estado de comunicação.

COMUNICAÇÃO

Ato de expressar um pensamento, sentimento, emoção, por meio de uma linguagem verbal ou não verbal.

Para a psicomotricidade, o aspecto comunicativo do ser humano – corpo, gestualidade e verbo – são essenciais em sua abordagem quer na educação, reeducação ou terapêutica.

Linguagem corporal

Chamamos linguagem corporal ou linguagem do corpo ao conjunto de atitudes e comportamentos que têm significados para outra pessoa. Como base devemos ter a ideia real de que a linguagem só existe como forma de comunicação se houver sentido para duas ou mais pessoas. O que se apresenta como fundamental neste nível é que todos os nossos gestos, todas as nossas atitudes e comportamentos corporais sempre podem ser interpretados a despeito da nossa intenção.

Assim, num simples bocejo de um escolar mal dormido por motivos de saúde, a professora pode devolver uma interpretação de tédio e desinteresse. A mãe faz da reação visceral da criança um apelo dirigido a ela, projetando a criança no mundo da comunicação com suas respostas.

Podemos tentar classificar os comportamentos comunicativos da seguinte forma:

1. **Inatos** (sem ação predeterminada pelo consciente): são todas as reações primitivas às estimulações externas. Como exemplo: bocejo, riso, espreguiçar, espirrar, salivar.

    São comportamentos que independem da cultura e são comuns à totalidade da espécie humana.

Esses movimentos comuns ao nosso corpo e por vezes perceptíveis podem estar sujeitos a alterações causadas por:
- Peso da educação orientada na maior parte das vezes no sentido do controle (repressão) segundo as modalidades familiares e socioculturais.
- Por processos patológicos que podem fixar essas reações e fazer com que elas se desencadeiem na ausência do estímulo específico (caso dos tiques).

2. **Adquiridos:** é o que adquirimos no decurso da aprendizagem social (higiene, marcha, alimentação). Estes comportamentos, na maior parte das vezes, traçam, para outros, um perfil de nossa personalidade.
   Ex.: posturas à mesa; diferenças culturais, como a corporalidade japonesa comparada à italiana etc.

3. **Socioculturais:** é o que chega mais perto da psicomotricidade pela gestualidade. De gestos socializados não são apenas os da polidez e da etiqueta, eles constituem a expressão da faculdade do indivíduo de interiorizar e reproduzir estes gestos.
   Ex.: Japão, onde a polidez é um segundo corpo.

Disso tudo, podemos observar com maior nitidez a importância da linguagem corporal e como ela está intrínseca ao trabalho da Psicomotricidade.

Linguagem gestual-mimese expressiva

Ato de expressar sensações, pensamentos, sentimentos, emoções, através da expressão corporal, valendo-se da maturidade perceptomotora e da sensibilidade deste corpo.

Aqui encontramos, em situações patológicas, a comunicação em seu aspecto mais pleno, pois ela não está servindo como complemento e sim exercendo o único recurso do indivíduo para se socializar.

O gesto e a fala

Em algumas situações, o gesto poderia ser definido como redundância do discurso e, em outras, como o discurso propriamente dito.

Na maioria das vezes, encontramos situações em que o gesto sem o discurso não nos levaria à comunicação alguma; é onde dizemos ser o gesto secundário à fala.

Ex.: o dedo que gira quando o discurso é sobre uma escada de caracol. Se o dedo gira sem a fala, pode representar uma mola, um louco etc.

O corpo falante

Neste caso não temos dependência da linguagem verbal e o corpo passa a ser uma forma autônoma de significado. Neste corpo que fala a cada movimento, fluindo numa mensagem tônica e permitindo que leiamos nele a "leitura corporal" que traduzirá sua mensagem, revelando a consciência deste corpo e sua potencialidade como agente na comunicação.

Ex.: a expressão corporal que traduz silenciosamente um discurso como numa apresentação de balé, de dança contemporânea, de flamenco. Intensidades diferentes e contextos ricos de expressão.

O olhar, nunca podemos deixar de lado o significado de um olhar. Pode repreender, amar, se entregar, permitir, negar, se embevecer...o olhar é o orgão mais falante do corpo.

3 NEUROLOGIA × MOTRICIDADE

O sistema nervoso tem como funções básicas a motricidade e a sensibilidade, que agem integradamente, pois "todo sistema nervoso é um sistema sensório-motor".

DESENVOLVIMENTO FILOGENÉTICO

Com a evolução filogenética foram surgindo vários tipos de motricidade cada vez mais complexa.

Nos invertebrados inferiores aparece a motricidade reflexa, que se caracteriza pela uniformidade da resposta. Nos vertebrados surge a motricidade automática, a qual garante certas atividades motoras mais complexas do que as puramente reflexas, necessárias pelo modo de vida dos animais (natação, rastejamento, voo).

Nos mamíferos, a motricidade voluntária aparece pela marca individual. À medida que o homem se desenvolve vão surgindo consecutivamente a motricidade reflexa, automática e voluntária. Isso ocorre não pela constituição anatômica e sim pela diferenciação celular e mielinização dos diferentes sistemas motores.

Até o 6º mês de vida intrauterina existe apenas a motricidade reflexa. No 7º mês começa a funcionar a formação reticular inferior do tronco cerebral, garantindo a execução dos movimentos tônicos limitados à cabeça e ao pescoço e depois à raiz dos membros.

Mais tarde, com a decorrência da maturação dos núcleos extrapiramidais prosencefálicos, surgem os movimentos mais diferenciados atingindo as extremidades mais distais dos membros.

Os recém-nascidos são dotados de movimentos automáticos (choro, sucção, deglutição) e ao fim do 1º ano começam a esboçar movimentos voluntários.

Sendo o músculo estriado o efeito comum para os três tipos de motricidade, vamos continuar falando um pouco sobre ele.

MÚSCULO ESTRIADO

Desempenha um papel importante para a motricidade.

Para exemplificar, **Dr. Adherbal Tolosa** (1969) usa a contração dos quadríceps sob ação de diversos estímulos motores do seguinte modo.

Percutindo o tendão rotuliano:
- Obteremos extensão da perna → **movimento reflexo**.
- Este mesmo movimento → na deambulação constitui → **movimento automático**.
- Contração espontânea → **do músculo** → **ação da vontade**.

SISTEMAS ANATÔMICOS

Parece difícil para a neurologia conseguir individualizar para cada movimento motor um sistema direto de ação. O que se afirma com certa segurança é que o sistema piramidal deflagra um impulso motor sob a ação que decorre de atividade consciente em todo o cérebro. Seria como um sistema excitador.

A sequência correta dos movimentos elementares, a intensidade das contrações, as harmoniosas execuções dos movimentos complexos são reguladas pelos outros sistemas que são: cortical, subcortical, tronco cerebelar e medular.

Para termos ideia da complexidade dos sistemas "motores", marcha, fala, deglutição, mímica, sucção não estão confirmadamente sob domínio do sistema extrapiramidal. Nelas todos os sistemas intervêm:

- *Piramidal:* inicia e interrompe.
- *Extrapiramidal:* os mantém e regula.
- *Periférico:* conecta os centros nervosos com os efetores e lhes garante o trofismo.

EVOLUÇÃO DO MOVIMENTO

Na vida intrauterina surgem em primeiro lugar rudimentares movimentos de manifestação vegetativa, como os batimentos cardíacos. Daí por diante, até a maturação completa, desenvolve-se uma série de atos motores conforme as funções adquiridas (nutrição, preensão).

Depois virão os atos automáticos ligados as grandes funções e os voluntários que têm relação direta com a vontade e a consciência.

Aqui caberia um discurso imenso sobre o aspecto fisiológico e fisiopatológico, como não é objetivo principal deste segmento, vamos passar diretamente aos distúrbios da motricidade.

Alteração nas características do movimento

1. **Energia:** o movimento existe, porém executa-se fracamente, debilmente, incapaz de vencer resistências mesmo insignificantes. Evidencia-se assim o que chamamos de **paresia,** que implica na diminuição da força muscular.
   Causas: lesões de SNC e SNP; efeitos tóxico; desnutrição.
2. **Direção:** um ato pode realizar-se com suficiente energia e falhar por defeitos de direcionamento.
   Surge o que chamamos de **ataxia.** Podemos observar na prova neurológica Index, onde o ato motor existe com energia (sem paresia) e a falta de direcionamento denominada nestes casos de incoordenação faz com que o ato seja falho.
   Causas: lesões de SNC e SNP.
3. **Medida:** quando existe energia, direcionamento e surge a falta de medida, que denominamos **dismetria.**
   A eumetria (medida certa) inibirá o movimento no momento em que o alvo for atingido. Nas lesões de cerebelo isto não acontece.
4. **Velocidade:** como elemento patológico a velocidade pode alterar significativamente todo o ato. O aumento de velocidade (taquicinesia) ou a diminuição (acinesia) prejudicam o ato motor.
   Ex.: mal de Parkinson.

No exame psicomotor devemos estar atentos para com o mascaramento destas alterações.

Qualquer uma delas presente quebra a harmonia corporal do indivíduo, sendo importante acrescentar que essas mesmas alterações poderão ser encontradas sem que isto implique a presença de lesão neurológica.

É comum detectarmos um destes quadros em crianças com defasagem motora (por uma ausência de estimulação ou por outras questões que não neurológicas).

Atuação do cerebelo do movimento

O cerebelo fica localizado na fossa craniana posterior e recebe informações do meio externo através de impulsos que vêm dos músculos, das terminações táteis dos órgãos dos canais semicirculares, da cóclea e da retina.

Assim o cerebelo é informado das atribuições e do estado de contração em certos grupos musculares e pode usar estas informações para ativar estes grupos de músculos para movimentos especiais em conexão com o córtex cerebral. Além disso, uma das mais importantes atuações do cerebelo é o equilíbrio normal. Exerce também efeitos inibitórios, principalmente relativos à postura.

No que se refere ao tipo de movimentos podemos especificar:

arquicerebelo	mais antigo	invertebrados	movimento reflexo
paleocerebelo	intermediário	vertebrados	movimento automático
neocerebelo	mais recente	homem	movimentos voluntários

O homem possui o exercício das três atividades cerebelares, se existir plena maturação.

4 Evolução da Psicomotricidade na Criança

DESENVOLVIMENTO MOTOR

Todo desenvolvimento motor realiza-se sob uma ideal adaptação aos estímulos externos. Organismo e meio ambiente interagem buscando uma adaptação construtiva que fará emergir o raciocínio e a socialização dos desejos. Tanto a maturação como todo o processo neuromotor ocupará um lugar considerável durante os primeiros meses de vida.

O desenvolvimento psicomotor da criança é sem dúvida um ponto indispensável em nosso trabalho, pois uma aquisição precoce pode ser compensada mais tarde por um atraso.

Na verdade, o ideal é que a criança possa integrar cada um dos seus processos antes de incorporar um novo.

Neste primeiro quadro vamos observar o desenvolvimento do esquema corporal, que está associado em todos os casos a maturação nervosa e regido pelas leis psicofisiológicas:

- *Lei cefalocaudal:* o desenvolvimento se estende da cabeça aos pés, num eixo.
- *Lei proximodistal:* o desenvolvimento procede de dentro para fora a partir do eixo central do corpo.

Funcionalmente o processo é o mesmo, a criança tem a posse dos braços antes das mãos e a das mãos antes dos dedos.

Estas etapas de elaboração do esquema corporal são sempre as mesmas:

1ª Etapa: do nascimento aos 2 anos aproximadamente:
- Movimentos com a cabeça (reflexos nucais).
- Busca a continuidade do tronco.
- Elevação de cabeça e ombro.
- Posição sentado – facilidade para preensão.
- Estágio réptil.

- Quadruptismo.
- Endireitamento da postura ereta (força muscular + equilíbrio).
- Bipedestria.
- Marcha.
- Primeiras coordenações globais.

2ª Etapa: dos 2 aos 5 anos:
Inicia a aprendizagem do uso de si mesmo e depois sua relação com o objeto, usando-o;

- Preensão cada vez mais precisa.
- Locomoção mais coordenada.
- Equilíbrio.

A elaboração do esquema corporal prossegue até os 11-12 anos.

Não poderíamos deixar de mostrar aqui as quatro importantes escolas que abordaram o tema do desenvolvimento infantil:

1. Enfoque psicanalítico – Freud.
2. Enfoque global psicobiológico – H. Wallon.
3. Enfoque analítico e psicogenético – J. Piaget.
4. Método descritivo de A. Gesell.

Evolução da Psicomotricidade na Criança

	FREUD E A PSICANÁLISE	HENRY WALLON	J. PIAGET	GESELL
1 ano	NARCISISMO AUTOEUROTISMO Primário ESTÁGIO ORAL As reações com objeto As execuções frustrantes e ansiosas do "MAU" objeto	ESTÁGIO E IMPULSIVIDADE MOTRIZ Dependência do meio ESTÁGIO AFETIVO E EMOTIVO Simbiose afetiva	PERÍODO SENSÓRIO-MOTOR Reflexos Organização das percepções e hábitos Inteligência sensório-motriz (construção de um universo objetivo)	Conhecimento do próprio corpo Distinção entre figuras familiares e estranhos Início da marcha Início do jogo manipulativo
2 anos	ESTÁGIO SÁDICO-ANAL Interesse pelo objeto exterior Importância fundamental das atividades excretórias A disciplina esfincteriana estabelece um sistema de contrapulsões	ESTÁGIO SENSÓRIO-MOTOR Orientação pelo mundo exterior Fase da diversificação da atividade sensório-motriz		Noção da sua personalidade (imagem no espelho, nome, foto) Fase de oposição Socialização

Continua

	FREUD E A PSICANÁLISE	HENRY WALLON	J. PIAGET	GESELL
3 e 4 anos	ESTÁGIO FÁLICO OU GENITAL Identificação do eu e as primeiras relações com objeto	ESTÁGIO PROJETIVO Aquisição da marcha e linguagem	INTELIGÊNCIA PRÉ-OPERATÓRIA Pensamento egocêntrico Realismo intelectual (não racional) Inter-relação afetiva e intelectual	Fase contraditória e de interesse pelos outros
5 e 6 anos	ORGANIZAÇÃO DO APARATO PSÍQUICO O EU exerce funções de defesa e de adaptação com a realidade Fase da retenção Construção progressiva do pensamento social, lógico e moral	ESTÁGIO DA PERSONALIDADE Períodos da evolução do EU 1. tomada de consciência da sua própria pessoa 2. afirmação sedutora da personalidade 3. período de imitação	2 a 4 anos: aparece a função simbólica interioriza esquemas 4 a 5 anos: Organizações representadas e fundamentadas nas ações 5 a 7 anos: Organização das formas mentais	Fase de cooperação e disciplinas sociais

LATERALIDADE

A lateralidade não se define rapidamente na criança. A dualidade dos movimentos é perfeitamente normal sempre, mesmo depois de ter sido feita a escolha da lateralidade predominante, pois as facilidades encontradas anteriormente não se desaprendem e as dificuldades nos forçam a escolher mais rápido um meio mais cômodo de adaptação ao uso da lateralidade (definição precoce).

- *Destralidade verdadeira:* dm cerebral está à esquerda, portanto todas as realidades motrizes estão à direita.

- *Sinistralidade verdadeira:* dm cerebral está à direita, portanto todas as realizações motrizes são determinadas à esquerda.

Pontos fundamentais na lateralização da criança:

- *Dm lateral:* a partir do momento em que os movimentos se combinam e se organizam na intenção de um lado predominante.

- *Dm oculomanual:* geralmente é similar, serve também para pé.

A lateralidade antes dos 4 anos é especulativa devido à maturação não ser total. Encontramos os exemplos de LE BOULCH, onde pais e professores forçam a definição da lateralidade pela destralidade com frases do tipo "me dá com a mão certa", causando danos psicomotores antes não ocorridos.

A partir dos 5/6 anos se observa a definição da lateralidade, pelo uso do caleidoscópio, papel furado e pelo simples toque nas coisas e nas pessoas.

A lateralidade participa em todos os níveis da vida da criança, mas só se instalará definitiva e eficazmente à medida que a criança tiver passado por todas as etapas do seu próprio desenvolvimento.

A partir dos 6/7 anos a criança descobre a manipulação da D/E nos outros, e percebe então com consciência da sua lateralidade.

Os movimentos gráficos preparatórios para escrita não exigem da criança, deixando-a livre para optar pela sua lateralidade.

A contrariedade da lateralidade pode levar a distúrbios psicomotores de aprendizado escolar e até dificuldades psicológicas.

As faixas etárias citadas são estimativas podendo variar a 12 meses.

A lateralidade se definirá quando houver uma ideologia gráfica.

ATIVIDADE GRAFOMOTORA DA CRIANÇA

"A maneira como as crianças desenham os satisfaz inteiramente, o que nos leva a pensar que as representações refletem o conhecimento e a experiência sensorial que elas têm da imagem do corpo e sua própria percepção." (P. Schilder)

Isso prova que os desenhos do corpo humano são fiel tradução gráfica de uma vivência corporal.

Evolução do grafismo

- *1 a 2 anos:* aparecem garatujas e arabescos (atividade motora sem intenção figurativa).
- *2 a 3 anos:* as garatujas evoluem e impregam-se de uma intencionalidade significante.
- *3 a 4/5 anos:* os desenhos interpretam a vivência.

Este é um quadro de evolução relativo ao nível de estimulação que a criança recebe, mas pode ser considerado como bastante aproximado do desenvolvimento real.

Atividade psicomotora através do grafismo/Simbolismo do desenho

Os elementos mais importantes são, sem dúvida, a coordenação oculomotora.

O corpo existe no traçado através da postura do tronco, da cabeça e dos ombros e desenha a nível inconsciente suas tensões. Isto pode ser observado, pois o tono muscular está presente no traçado da criança desde a primeira garatuja e é aí que se pode começar de modo preventivo a trabalhar esta tonicidade.

O desenho da criança traduz a percepção que ela tem do que a cerca e de seu próprio corpo, quando o faz. A exteriorização é o que existe de perfeito formado pelos símbolos para ela.

Portanto, aceitar o desenho e ouvir da criança toda a estória ali representada valorizando o jogo gráfico estabelece uma confiança entre o real e o imaginário como um código compreensível.

Aceitar o desenho e seu conteúdo simbólico é a primeira noção de respeito e limite que se deixa marcada nessa fase da criança.

ANEXO 1
QUADRO DE DESENVOLVIMENTO

1. Exploração e Reconhecimento do Próprio Corpo
   - 2 m → acompanha com os olhos os deslocamentos de suas mãos.
   - 3 m → acompanha o movimento dos pés e tornozelos.
   - 4 m → presta atenção às duas mãos.
   - 6 m → leva os pés à boca.
   - Entre 6 m/1a → bate a cabeça na cama.
   - → morde o próprio dedo e se surpreende com a dor.
   - → separa o pé do corpo (dá para a mãe).

2. Desenvolvimento da Postura
   - Até 3 m → postura realizada por outrem.
   - 3 m → cabeça pende para os lados, sem fixação.
   - 4/5 m → se equilibra no eixo corporal.
   - 6 m → adquire postura sentada.
   - 6/8 m → com apoio senta e levanta.
   - 9 m → em pé com apoio próprio (se segura onde quer) passa para fase denominada reptante, porque vai para o quadruptismo (quadrúpede) ou o engatinhar, que pode vir precedido do arrastar.
   - 1a → a criança realiza os primeiros passos, ainda com insegurança dos Mls.

Na fase seguinte, a criança ainda não tem freio nos membros inferiores, ou seja, não existe ainda a maturação do cerebelo, logo a criança não tem desenvolvido o processo inibitório.

- 2a → a motricidade global se aperfeiçoa, permitindo caminhar.
- De um modo geral a evolução tônica da criança evolui da periferia para o eixo corporal.
- O recém-nascido se caracteriza pela hipertonia dos membros e hipotonia do eixo corporal.
- Progressivamente ganha equilíbrio pela tonicidade do tronco e da nuca. É a mielinização das fibras nervosas.

Continua

ANEXO 1
QUADRO DE DESENVOLVIMENTO *(Cont.)*

3. EVOLUÇÃO DA PREENSÃO E DA COORDENAÇÃO OCULOMANUAL
   A) *Evolução da fixação ocular*
   - A luz retém rapidamente a atenção do recém-nascido.
   - 10° dia → fixação do olhar.
   - 1 m → volta os olhos na direção de um som.
   - 2 m → segue com os olhos um objeto.
   - 3 m → proximidade de um dedo provoca batimento de pálpebra.
   - 4/6 m → extensão das mãos e fixação do olhar para objetos que o cercam. Observa e segue os objetos que se afastam.

   B) *Preensão e olhar*
   - Desde o nascimento uma simples excitação da palma da mão acarreta a flexão.
   - Entre o 2° e 3° mês a mão não se flete apenas por estímulo:
   - 3 m → toca o objeto.
   - 5 m → capaz de agarrar.
   - 7/8 m → radiopalmar.
   - 9 m → associa o polegar aos movimentos.
   - 10 m → traz os objetos quase que em linha reta.
   - 1a → indicador torna-se quase um membro independente.

4. IMAGEM DIANTE DO ESPELHO
   - Até 3 m → insensível a sua imagem.
   - 4 m → olha fixamente para sua imagem.
   - 5 m → estende a mão para a imagem e se surpreende com a superfície lisa e fria.
   - 6 m → ri e estende os braços para a imagem.
   - 1a → executa gestos conhecidos.
   - 1 a 6 m → reconhece a dualidade imagem/personagem.
   - 2 m → se relaciona com a própria imagem (beija).
   - Todas as marcas de fases para mês/ano são as consideradas limites.

5 Linha de Atuação

Mesmo sendo ampla em suas abordagens, a psicomotricidade consegue definir claramente seu espaço de formação e aplicação. A divisão de estudos, pesquisas e áreas de atuação são as seguintes:

1. **Educação psicomotora:** objetiva educar a pessoa na correta utilização do próprio corpo. Aprendendo a conhecê-lo, explorá-lo e organizá-lo enquanto instrumento para aquisição da aprendizagem. Geralmente voltada aos profissionais de educação física.
2. **Reeducação psicomotora:** objetiva reintegrar a pessoa na relação com seu próprio corpo, que foi perdida por um acidente, distúrbios sindrômicos ou má iniciação. Compartilhada com fisioterapeutas, fonoaudiólogos, osteopráxicos.
3. **Terapia psicomotora:** vai trabalhar com a corporalidade junto aos aspectos psicológicos.

Linha própria para profissionais coligados às áreas psi.

É importante colocar que nem sempre trabalhar o corpo ou no corpo implica uma atuação psicomotora. Uma ginástica corretiva atua com o corpo em movimento mas não é psicomotricidade, tem características próprias.

PRÉ-REQUISITO PARA O TRABALHO

A autoconsciência corporal é uma condição básica para o exercício da psicomotricidade com o outro.

São palavras de Jung:

"Nós não podemos chegar com o outro senão até o ponto em que nós mesmos chegamos."

Em prática, a psicomotricidade se dispõe a superar a posição do homem e seu corpo para o homem é seu corpo.

Nestas bases, o psicomotricista deverá ter como condição básica para atuar:

1. Conhecimento das suas existências tônicas e sua implicação nas emoções.
2. O vivenciar e aprender a lidar com os sentimentos, com os afetos e com as emoções.
3. Tomada de consciência das fantasias inconscientes revividas pelo corpo.

Para atingir a autoconsciência corporal é necessário valorizar a experiência do próprio corpo e "começar do princípio", desenvolvendo sensações e percepções integradas aos sentimentos em relação a si próprio estimulando a capacidade de conviver com esses sentimentos permitindo exteriorizá-los.

CAMPOS DE ATUAÇÃO

- *Educação psicomotora:* professores de pré-escolar e/ou educação física.
- *Reeducação psicomotora:* fonoaudiólogos, fisioterapeutas, tp. ocupacionais, psicólogos, professores de educação física.
- *Terapia corporal:* profissionais com formação ou especialização em psicomotricidade com base/conteúdo psicanalítico ou psicológico.

Então temos:
- Profissionais de diversas áreas que se utilizam das técnicas psicomotoras como coadjuvantes na sua terapia.
- Profissionais que atuam colocando a intervenção psicomotora como sua especialidade profissional

FORMAÇÃO

Atualmente existe no Brasil curso de graduação, pós-graduação e cursos livres de especialização.

No exterior, as formações mais conceituadas se encontram na França, Portugal, Itália e Argentina.

Dependendo da área escolhida, o profissional poderá montar sua própria formação acadêmica e terapêutica.

As sociedades científicas apresentam currículos mínimos para orientar os profissionais.

6 AVALIAÇÃO PSICOMOTORA

MODALIDADES DE AVALIAÇÃO

Avaliação motora

Observar o estado real em que se encontra o aspecto motor do indivíduo.

Nosso objetivo nesta avaliação será apenas o de constatar o desempenho para poder montar um quadro para desenvolver a **Coordenação**: global e fina/**Equilíbrio**: estático e dinâmico/**Força**.

Avaliação psicomotora

Observar o aspecto corporal como um todo usando a percepção para a realização do movimento, a qualidade e a intenção nele colocada.

Assim, podemos com um quadro semelhante perceber em que condições psicomotoras iniciais ele se encontra.

Exame básico da psicomotricidade

Equilíbrio – (latim, *aequilibrium*)

Manutenção de um corpo na sua posição ou postura normal (sem desvios ou oscilações). Subdividido em:

1. **Estático** ⇒ Relativo ao equilíbrio dos corpos sob a ação de forças. (grego, *estatikos*).
2. **Dinâmico** ⇒ Relativo ao movimento e à força, ou ao organismo em atividade (grego, *dinamikus*).

Postura – Relativo a posição do corpo. Atitudes (linguagem corporal) (latim, *positura*).

$$\text{Postura} = \text{equilíbrio} + \text{atitude}$$

A avaliação da postura está diretamente ligada ao equilíbrio e à coordenação; por isso a importância de a observarmos.

Coordenação – (latim, *coordenatione*)
Ato ou efeito de coordenar; orientação, direção.
Pode ser subdividido em:
- Global → movimento como um todo.
- Ampla → movimentos de grande amplitude.
- Fina → movimentos de pequeno porte; direcionados ao detalhe.
- Digital → trabalho com os dígitos.
- Viso (ou óculo) motora → direcionada a uma atitude motora.
- Visual → todo o campo da visão.

Provas para aplicação serão descritas adiante nos capítulos específicos.

Avaliação do tono
- *TÔNUS* (latim – *tono* que significa tom de voz).
- *TONO* (grego – que significa tensão).

1. Conceito:
Atividade primitiva e permanente do músculo, representando sempre o estado normal de tensão, resistência e elasticidade de um tecido.
- Traduz a vivência emocional do organismo sendo o alicerce das atividades práticas.

2. Aplicação:
- Ambiente agradável.
- As provas devem ser ajustadas a cada criança.
- Apresentação progressiva.
- Observar sincinesias.

3. Análise:
- Qualitativa: não nos interessa somente o resultado final, mas a adaptação emocional da criança.
- Quantitativa.

Para avaliação passiva.
- *Satisfatória:* quando se verificar um movimento livre, não controlado.

Avaliação Psicomotora

- *Razoável:* quando o segmento distal se movimenta sem resistência.
- *Insatisfatória:* quando se observa bloqueio ao nível das articulações impedindo o movimento passivo.

Ritmo – latim, *rhytmus*/grego, *rhytmos*
Avalia a execução compassada do movimento.

Maturidade – (latim, *maturale*)
Ato ou efeito de maturar. Processo de transformação ou desenvolvimento de um órgão ou organismo para o exercício pleno de suas funções.

Harmonia – (latim, *harmonía*)
Disposição bem ordenada entre partes de um todo, proporção e simetria.

Avaliação no bebê
Quando um psicomotricista é chamado para avaliar um bebe, na maioria das vezes já se tem um diagnóstico de lesão neurológica. Esta avaliação deve ser feita minuciosamente acompanhada do pediatra. A indicação de uma estimulação precoce vem diminuindo o *gap* motor destas crianças. Se observam: reflexos, tonicidade a respiração, estereotipias e qualidade dos movimentos.

Avaliação da criança
Podemos definir qual a melhor avaliação dependendo do caso apresentado. Assim como quando recebemos um bebê, a criança maior já instalou vícios que são compensatórios para sua dificuldade. Estamos falando como terapeutas e não como médicos. A avaliação neurológica motora é diferente da nossa e atende à demanda do procedimento clínico. A nossa busca quando avaliamos é qual a melhor abordagem terapêutica.

1. PR c/quadro neurológico (pc, síndromes) = avaliação motora (em alguns casos é válida a avaliação psicomotora).
2. PR c/quadro "psi" (autismo) = avaliação motora e psicomotora, dependendo do que se quer observar.
3. PR c/quadro fonoaudiológico (dist. aprendizagem, disfonias) = avaliação psicomotora.
4. PR c/quadro dist. psicomotor (hiperatividade) = avaliação psicomotora.

Avaliação no adulto

A demanda do paciente é que vai nos direcionar a uma avaliação correta, como acima citado. Devemos levar em conta que muitos profissionais em psicomotricidade não aceitam a aplicação de exame ou técnicas terapêuticas psicomotoras para adultos. A entrada do trabalho corporal então objetiva proporcionar um reconhecimento deste corpo e os sinais de estresse que ele vem representando.

Avaliação na terceira idade

Atualmente o centro de referência é o UNATI Gerontologia aplicada à terceira idade.

Maiores informações podem ser obtidas na UERJ.

7 Modelo de Avaliação Básica

TONICIDADE (BASEADO NO MÉTODO DESENVOLVIDO POR FRANÇOISE DESOBAUX/FRANÇA)

Antes de iniciar a pesquisa do tono no paciente é necessário observar a presença de sincinesias.

Tono de base

Extensibilidade

A) Deitado:
- Jogar as pernas sobre a cabeça.
- Dobrar uma perna de cada vez trazendo o joelho ao peito.

B) Sentado:
- Sentar sobre os joelhos.
- Borboleta.
- Levar o queixo na direção do ombro direito e depois do ombro esquerdo.

C) Em pé:
- Pulso.
- Levar o polegar ao pulso em flexão.
- Cotovelo.
- Extensão e flexão.
- Ombro.
- Levantar o braço ao lado da orelha.

Passividade

A) Em pé:
- Segurar o pulso, elevar e soltar.
- Com as mãos nos ombros provocar a rotatividade do tronco.

B) Sentado:
- Usando uma cadeira que não permita aos pés tocarem o chão, segurar o tornozelo, elevar e soltar.

C) Deitado:
- Levar o tronco à frente pelos ombros.

Tono de ação

Circuito

Andar por uma linha, pular um obstáculo, correr até a bola, pegar e jogar no alvo, retornar andando.

Tono de força

A) Chutar uma bola:
- C/direção.
- S/direção.

B) Arremessar.

C) Pular:
- Pesado.
- Leve.

Este modelo de avaliação busca observar o que pode ou não ser realizado pela criança e que nível de dificuldade ela apresenta e onde podemos encaixar a dificuldade (energia, força – Caps. II e III).

Exame das tensões

- Eutonia: tensão harmoniosa/equilibrada.
- Estado equilibrado no qual todas as partes do corpo serão conscientes, terão o mesmo grau de tensão muscular em plena harmonia com o equilíbrio neurovegetativo.
- Objetivo ao exame.
- Observar a consciência das partes do corpo e sua integração no modelo postural.
- Muito usado pelos terapeutas que trabalham com adultos. Devido ao estresse, as pessoas vêm procurando ajuda para o relaxamento das tensões.

Avaliação do ritmo
A) Espontâneo:
- Cantar.
- Andar.
- Correr.

B) Dirigido:
- Reprodução.
- Leitura.
- Jogo.

Observar a fluência, o tom, a coordenação.

8 Avaliação do Bebê

"Toda criança é um ser humano, fisicamente frágil, mas com o privilégio de ser o começo da vida, incapaz de se autoproteger e dependente dos adultos para revelar suas potencialidades, mas por isso mesmo merecedor do maior respeito."

(Dallari e Korczah)

As possibilidades do homem de se confrontar com o meio ambiente são abertas pela motricidade. A evolução da capacidade motora permite uma adaptação mais plena no ambiente social.

Os processos psíquicos cognitivos e as fases motoras sofrem influência mútua. A psicomotricidade faz então pleno uso deste "confronto", permitindo modalidades comportamentais motoras como mímica e outras atitudes corporais que se comunicam com o meio ambiente.

Após o nascimento, todos os sistemas biológicos se esforçam para adaptarem-se aos fatores ambientais, já que o bebê nasce relativamente imaturo.

Exames profiláticos realizados por força da lei em crianças alemãs desde 1971 têm obtido excelentes resultados em termos de prevenção e detecção.

A preocupação de neuropediatras, pedopsiquiatras, psicólogos infantis é a de perceber "tendências", "patologias", "atrasos simples" e preveni-los por meio da estimulação precoce nos primeiros meses do bebê.

O objetivo, então, deste trabalho é o de tentar inserir a avaliação psicomotora do bebê num contexto de rotina para os psicomotricistas e fonoaudiólogos que trabalham com bebês.

Antes de iniciarmos qualquer avaliação é necessário que tenhamos bem definido o que seria um padrão do desenvolvimento da criança na primeira infância, em todos os seus aspectos, respectivamente: motor, visual, auditivo e de preensão.

DESENVOLVIMENTO DA CRIANÇA

Idade	Desenvolvimento motor	Preensão	Visão	Audição
Nascimento	Tem movimento, mas não mobilidade	Reflexo de preensão	Visão reflexa	Audição reflexa: a criança ouve confusão de sons com 2 semanas atenta à voz humana
1º mês	Supina-prona – levanta o queixo	Agarra tudo que vem à mão (sem força)	Vê objetos num raio de noventa graus Atração por luz suave	Aquieta-se ao ouvir um som Se assusta com ruídos fortes
2º mês	Supina-prona – levanta a cabeça por algum tempo	Movimenta a mão sem controle visual Segura e movimenta objetos sem controle visual	Olha a mãe quando esta o alimenta Segue as pessoas quando se movimentam Olhar definido e direto	Não mais se perturba violentamente com sons fortes Atende, para, ou muda de atividade em resposta à voz humana
3º mês	Supina – cabeça na linha média Prona – ergue a cabeça e peito Tende a rolar	Desaparece o reflexo É capaz de dirigir os olhos e, assim, faz movimentos dirigidos com o braço	Pisca à aproximação de objetos Acompanha estímulo dentro do seu campo visual Contempla as mãos	

Avaliação do Bebê

4º mês	Esboço de rastejar Sentado com apoio Região cervical mais próxima da cabeça plenamente desenvolvida	Preensão cúbito-palmar Mantém as mãos abertas e brinca com elas Ações bilaterais	Mobilidade ocular Olhos desenvolvidos Acompanha objeto num raio de 180° Olha mão e objeto que sustenta	Audição biauricular Fixa olhos no objeto sonoro virando a cabeça Responde ao som com balbucio Começa desenvolver percepção auditiva
5º mês	Sentados com membros apoiados no chão	Preensão palmar simples (não usa o polegar) Leva objetos a boca	Consegue seguir com os olhos brinquedos que se afastam rolando	Responde diferentemente aos sons emitidos a sua volta Distingue fala amiga da fala zangada
6º mês	Rola de supina para prona Desloca-se deitado de bruços Senta com apoio	Preensão com palma, usando todos os dedos Agarra objeto com a mão Troca o objeto de mão Leva à boca	Olha à volta com interesse Alargamento do campo visual Desvia atenção de objeto para outro	Interesse pela voz humana Reconhece a voz da mãe Localiza o som em direções diferentes
7º mês	Estica os braços para o lado Prepara-se para engatinhar Supina – ergue a cabeça fazendo força para se erguer	Preensão com toda a mão Fixa objeto entre o polegar e borda lateral do indicador	Repara nas pessoas Reconhece o rosto das pessoas que convivem com ela	Reconhece a direção do ruído

Continua

DESENVOLVIMENTO DA CRIANÇA (Cont.)

Idade	Desenvolvimento motor	Preensão	Visão	Audição
8º mês	Desloca-se deitado de bruços (Homolateral) Sentado sem apoio Sustenta o corpo na posição de gatinhar	Tipo tesoura inferior (do macaco) Começa apontar com o indicador	Fecha os olhos quando mantido um objeto junto aos seus olhos	Responde as negativas Responde ao seu nome Imita sons e inflexão Ri dos sons que ouve Tudo desperta atenção
9º mês	Permanece de pé com ajuda Fica de pé segurando num móvel	Abre e fecha as mãos voluntariamente Tenta alcançar objetos situados em qualquer plano visual	Procura e fixa o olhar em detalhes de um objeto	Começa a compreender sons ouvidos Imita sílabas repetidas Identifica seu nome
10º mês	Sentado com bom controle De sentado para engatinhar e de qualquer maneira De pé, segurando-se	Inicia o saltar voluntário O polegar se movimenta em relação ao indicador	Emparelhamento binocular (usa os olhos em conjunto)	1ª audição ocular localiza o som simultaneamente nos dois ouvidos
11º mês	Engatinha Permanece de pé num canto ou apoiado na parede Por momentos fica de pé sem apoio	Preensão em pinça Capaz de pegar e soltar objetos Puxa brinquedos por cordões	Aponta objetos ou figuras que se achem entre outras que lhe apresentamos	Volta-se para trás ao ouvir um barulho Obedece a ordens simples Localiza a origem do som (profundidade e distância)

Avaliação do Bebê

12º mês	Engatinha com facilidade Caminha quando seguro pelas mãos ou uma delas	Preferência por uma das mãos para pegar o objeto Reconhece objeto pela mão Roda bola. Fase de rabiscação	Capaz de observar de uma janela tudo que se passa na rua Atento a TV	Discrimina sons graves Escuta com atenção Identifica palavras que formem ação Responde palavras inisitórias	
1 a 3 m 1 a 5 m	Alcança posição ereta Anda só. Para, começa novamente Abandona o engatinhar Sobe escada engatinhando		A criança já é capaz de reconhecer representações dos objetos conhecidos	Entende expressões acompanhadas de gesto (me dá!)	
1 a 6 m	Anda rápido Sobe escada seguro por uma das mãos Sobe em cadeira Empurra bola com o pé	Consegue lançar bola Segura lápis com preensão palmar Executa traço vertical Vira duas ou mais páginas de cada vez num livro	Identifica quando solicitado algumas partes do corpo: mão, pé, nariz, boca, olhos, cabelo		
1 a 9 m	Fica em um pé só com ajuda Desce escada com ajuda de uma mão e sobe corrimão Chuta				

Continua

DESENVOLVIMENTO DA CRIANÇA (Cont.)

Idade	Desenvolvimento motor	Preensão	Visão	Audição
2 anos	Corre mais do que anda Sobe escada sozinho Desce usando corrimão Caminha sem noção de velocidade	Maior controle nos flexores para pegar e extensores para largar Folheia página por página Segura lápis usando polegar, indicador e médio	Distingue cores Demonstra preferência por alguma cor	Compreende ordens duplas
2 a 6 m	Anda na ponta dos pés Salta com ambos os pés Tenta equilíbrio num pé só Caminha entre duas linhas retas			Identifica objetos auditivamente pelo uso
3 anos	Sobe alternando os pés Desce colocando ambos os pés no mesmo degrau Velocípedes com pedal Anda para trás	Segura lápis com polegar e indicador com apoio do médio. Recebe bola com braços distendidos	Visualiza anúncios comuns na TV e em cartaz. Identifica seus desenhos	Entende nome de cores, objetos e pronomes Atenção quando falam de algo presente
3 a 6 m	Anda normal Pode se equilibrar num só pé			Discrimina ruído e sons diferentes
4 anos	Anda por todos os lados Salta nos dois pés Pula e se joga	Segura lápis com bom controle Já tem preferência por uma das mãos	Separa objetos pela cor, tamanho, forma	Discrimina sons pela intensidade Responde a perguntas que necessitam compreensão

AVALIAÇÃO DO BEBÊ

PRIMEIROS EXAMES

Apgar

Ao nascer o neonatologista ou o pediatra deve aplicar a escala de Apgar, criada pela anestesista Virginia Apgar, que visa medir o nível de vitalidade dos bebês por ocasião do nascimento.
A aplicação deve ser feita no 1º e 5º minuto.

Escala

Nº pontos			
Batimentos cardíacos (100 a 120)	Ausência	100	+ 100
Choro/esforço (respiração)	Ausência	Fraco	Forte
Tono muscular	Hipo	Algum (flexão dos extremos)	Movimento ativo
Resposta aos reflexos	S/resposta	Pequenos movimentos	Choro e reação
Cor da pele	Cianose	Extremidades azuladas	Corado

De 0 a 3 pontos = bebê de alto risco.
Submeter a tratamento precoce.
Intervenção neurológica.
De 4 a 6 pontos = requer vigilância no berçário.
De 7 a 10 pontos = normal.

Exame clínico geral

- Objetiva uma verificação do aspecto físico e motor do neonato.

Exame neurológico

- Após 48 horas.
- Fenilcetonúria.
- Hipotireoidismo.

Exame psicomotor

- Pode ser realizado a partir do 1º mês.

Base neurológica

Apoiado nos trabalhos de Andre-Thomas e numa prática clínica considerável, o plano de exame desta linha visa:

- Exploração aprofundada da tonicidade axial.
- Tonicidade de membros.
- Sustentação.
- Principais reflexos.

Base psicomotora

Visa observar reflexos e reações motoras do bebê, detectando possíveis defasagens.

PROVAS PADRONIZADAS

São provas protocoladas, usadas para avaliar o primeiro desenvolvimento da criança.

Baby test (1960)

Permitem a avaliação do nível de desenvolvimento da criança em quatro áreas: atividades posturais, coordenação oculomotora.

- Preensão.
- Linguagem.

Escala Casati, Piaget e Lezine (1968)

Oferecem a possibilidade de captar a evolução de acordo com as seis etapas hierárquicas, aplicando provas selecionadas relativas às escalas de idade.

Brunet e Lezine

São escalas bastante apropriadas às nossas crianças. Deverão ser usadas todas as normas, bem como respeito total ao protocolo para obter os resultados em sua exatidão.

Existem ainda provas psicológicas usadas como bateria complementar aos exames-padrão.

REAÇÕES E REFLEXOS PRIMÁRIOS

Este tópico apresenta o que considero a parte crucial da avaliação do bebê. São estes 11 itens que me dão as respostas motoras para enquadramento deste bebê numa padronização.

AVALIAÇÃO DO BEBÊ

Reação automática
O neonato gira, em posição ventral, a cabeça para um lado, quase sempre o mesmo para liberar as vias respiratórias.

Reflexo magnético
Posição dorsal com quadris e joelhos fletidos. Os polegares do examinador são comprimidos sobre a sola do pé, lentamente retirados. O contato entre o dedo e a sola do pé mantém-se, as pernas estendem-se, o pé fica colado no dedo.

Reação de marcha
A criança é mantida vertical, com as mãos no tronco. Ao comprimir a sola do pé sobre um suporte esta se flete, a outra estica e o movimento se alterna.

Reflexo de glabela
Comprimindo a glabela, fecham-se os olhos (paresias faciais).

Placing reaction
Segura-se a criança por debaixo do braço, levanta-se de leve fazendo com que o pé toque a escada, em seu bordo frontal a reação de flexão dá a impressão de que pode escalar a escada.

Reação de Galant

Reflexo da coluna vertebral
Friccionando a coluna vertebral com o dedo, a criança forma um arco, dec. ventral, com flexão dos membros.

Ref. tônico-nucal assimétrico

Posição do esgrimista
Girando isoladamente a cabeça para um lado do corpo, existe a flexão dos membros do outro lado.

Ref. postural labiríntico – Landau

Criança de barriga para baixo
A cabeça se ergue no espaço. Suspensa para se observar esta reação. Lesão cerebral, não controle de cabeça.

Preensão palmar

A criança flete a palma da mão ante um estímulo e não solta, durante alguns segundos.

Preensão plantar

Tocando o pé abaixo do grande artelho, flexão de garra. Ao soltar abre em leque.

Reflexo de Moro

O examinador coloca a criança sobre um antebraço e prepara a mão de baixo para soltar. A criança abre os braços, a cabeça pende. Reflexos e reações do 1º ano de vida podem influir a estrutura fundamental do cérebro.

TABELA DE REFLEXOS E COMPORTAMENTO MOTOR

Do 1º dia ao 2º mês	Do 1º dia ao 3º e 6º mês	Do 1º dia ao 4º mês	Do 1º dia ao 6º mês
Reflexo magnético Reação da marcha *placing reaction* Reflexo de Galant Reflexo glabelar fenômeno dos "olhos de boneca" Reação postural cervical	Reflexo de Moro – 1ª e 2ª fases	Manobras de propulsão reflexo tonicolabiríntico – em posição ventral	Reflexo tônico-nucal assimétrico ou Magnus de Klegn
Do 1º dia ao 12º mês	**Do 1º dia ao 12º mês**	**Do 3º mês ao 12º mês**	**Do 4º mês ao 12º mês**
Reflexo plantar de preensão	Reflexo postural labiríntico	Reação da posição lateral	Reação de Landau

AVALIAÇÃO DO BEBÊ

TABELA DE REFLEXOS E COMPORTAMENTO MOTOR *(Cont.)*

A partir do 4º mês	A partir do 5º mês	A partir do 6º mês	A partir do 8º mês
Reações posturais cabeça sobre o corpo e corpo sobre a cabeça; início de erguer-se para sentar-se, rotação incipiente	Levantar a cabeça a partir da posição dorsal, disposição para o salto reações de equilíbrio, posição ventral	Posição dorsal no sentar-se com apoio para diante	No sentar-se com apoio para trás, em posição quadrupedal (engatinhamento) Ficar em pé com apoio
A partir do 1º mês		**A partir do 12º mês**	
Ficar em pé sem apoio Andar com apoio		Andar com equilíbrio sem apoio	

As características comportamentais do neoneto mostram que este está sob domínio dos núcleos subcorticais, os quais maturam antes do córtex.

AVALIAÇÃO PSICOMOTORA DO BEBÊ

Justificativa

As bases que justificam uma avaliação psicomotora no bebê são as de que neste período o bebê não execute apenas suas funções vitais, ele não é simplesmente um sistema digestório e sim psicologicamente ativo.

Atento às relações afetivas que sua mãe instaura nele, desencadeia uma relação em termos de sinais vocais, tônico-posturais, oculares, mímicos. São reconhecidamente importantes as funções de expressão e comunicação da atividade corporal na criança pequena, mais tarde racionalizada, bem intuitiva no lactente.

O desenvolvimento psicomotor e suas etapas devem ser avaliados para posteriormente serem trabalhados como estimulação às capacidades progressivas do bebê.

Condições para avaliação

A avaliação deve estar compatível com o sincretismo neuromotor inicial do lactente.

Deve existir por parte do examinador o conhecimento do desenvolvimento neurológico e psicomotor do lactente, sabendo inclusive apreciar o tipo motor dos bebês; caso contrário, erros de ritmo e de nível de exigência podem não ser evitados.

Saber, principalmente, diferenciar:

1. Um atraso simples de desenvolvimento.
2. Sintomas psicomotores funcionais.
3. Sintomas lesionais nos bebês.

Por fim, a harmonia do examinador em relação a voz, temperatura corporal e técnicas de pegada associadas ao desembaraço e à segurança permitirão uma avaliação proveitosa.

Fases motoras do bebê

Recém-nato

O recém-nato, examinado em estado de vigília, apresenta de saída um tono muscular marcado, que acarreta uma atitude em flexão nos quatro membros.

Sua motilidade manifesta-se durante os períodos em que está desperto pela agitação dos membros e a rotação da cabeça.

Os seis reflexos primários principais são nítidos:

1. Reflexo dos pontos cardeais.
2. Reflexo Moro.
3. Reflexo agarrar.
4. Reflexo encurvação do tronco.
5. Reflexo alongamento dos MIS.
6. Reflexo marcha.

A orientação espontânea dos olhos e da cabeça para a luz terá uma primeira sinergia que se associará às atividades de maturação do movimento.

- Reações labirínticas.
- Reações de "erguer-se".

De 1 a 6 meses

Durante o 1º mês, a coordenação visual se afina para resultar num movimento ocular facilitado nas quatro direções. O olhar torna-se expressivo, atento. Vocalizações variadas são as primeiras manifestações da experiência verbal.

Entre o 3º e 4º mês, os reflexos primários praticamente aparecem; a marcha automática e o Moro podem manter-se por mais algumas semanas.

De 4 a 6 meses

Nesta fase, modificações importantes quanto ao tono e ao equilíbrio vão acontecer.

O tono que limitava a amplitude dos movimentos dá lugar a uma fase de hipotonia, atingindo MSs e depois MIs.

A criança não sustenta o peso do seu corpo na posição em pé. Chamada fase de astasia

Ao nível do eixo corporal há um reforço do tono ativo e uma melhora da estática da cabeça, que se torna bastante firme; o tono da postura se estabelece em posição sentada, embora o tronco esteja ainda muito inclinado para a frente.

De 7 a 9 meses

Sentado, mantém equilíbrio, o que permite a rotação do tronco e da cabeça. Em pé, sustenta o peso do seu corpo, mas não pode ainda mobilizar seus pés (desaparece astasia – persistência da abasia). Apresenta no exame uma função paraquedista, que é considerada reação de proteção (extensão dos MSs e mãos abertas para apoio imediato).

De 10 a 15 meses

- Anda com apoio (desaparece abasia).
- Alternância dos pés sem reflexo.

Afetividade

É uma arte difícil de detectar e interpretar as indisposições afetivas no lactente.

Para Dargassies (1974) existem desvios psicoafetivos detectáveis com bastante nitidez a partir dos 3 meses. Para Greenberg (1970), as chamadas "condutas atípicas" são sintomas reacionais entre o bebê e a mãe.

Devemos estar atentos para perceber nuances no bebê que sejam sugestivas de investigação psicopediátrica.

Delineamento da avaliação

A avaliação psicomotora propriamente dita pode adotar linhas diferentes, contanto que se mantenha sempre sob as mesmas bases.

Procurar fazer deste momento de avaliação um momento de prazer para o bebê e para o terapeuta. Delicadamente, num chão com espaço macio e bem forrado por um tecido agradável, entrar no mundo do bebê e brincar com ele.

Manusear um bebê requer mãos e dedos leves, quentes com odor agradável e não forte. Um toque seguro, firme, mas que não aperte. Se em algum momento o bebê reclama, tudo deve cessar, satisfazendo sua vontade de afeto e aconchego.

É uma permissão mútua. Os movimentos deverão ser bem suaves acompanhados sempre do reforço vocal, também suave e afetivo.

O tempo gasto para visualizar os reflexos e as reações descritas anteriormente é de 25 minutos, associados a todo o clima que deve envolver o exame.

Os bebês fisicamente deficientes, ou bebês muitos agitado ou muito passivos, meio tímidos, enfim todos esses requerem uma atenção maior quando na verificação psicomotora, não permitindo um mascaramento, portanto o tempo deve ser aumentado sem rigor.

Após obter os dados necessários para preenchimento de ficha de avaliação psicomotora, terminar com o toque da Shantala relaxando o bebê e observando a harmonia entre o corpo e o toque (ver adiante SHANTALA).

Investigação e reconhecimento precoce

As investigações para o reconhecimento precoce tiveram início a partir dos trabalhos fundamentais de Kong, em 1962. Integramos as observações a partir da evolução normal do lactente, para tornar a avaliação e o conhecimento dos padrões posturais primários ou tônicos mais objetivos e fazer, a partir destas observações, considerações a respeito de sua persistência.

Quando uma investigação segue um ritmo sério e baseado em dados já propostos, é fácil fazer um pronto diagnóstico das anomalias e tratar o lactente dentro dos padrões necessários para correção das partes, ou parte, lesionadas.

Os movimentos limitados, no decurso da evolução motora, as reações anormais ao exame dos reflexos primários significam indiscutivelmente o reconhecimento precoce do retardo motor. Certas variações investigadas a partir de um número limitado de indícios observados darão formas consideradas precoces, quando variam da normalidade. Ex.: das reações posturais, da disposição para o salto, das reações de equilíbrio e dos reflexos primitivos. Todas essas reações estão ligadas de maneira muito próxima com a posição ereta, mediante o controle antigravidade do eixo corporal.

Avaliação do Bebê

Ficha de avaliação psicomotora
0 a 1 ano

Esta ficha consiste numa avaliação que pode ser utilizada terapeuticamente e, se devidamente aplicada, pedagogicamente.
As tabelas usadas referentes a conceitos são:
Com dificuldade/sem dificuldade.

Nome: _____

Endereço: _____ Tel: _____

Data de nascimento: _____

Filiação: _____

Esquema corporal

Exercícios	Expectativa	Conceito	Data da avaliação	Observação
Mover livremente as grandes partes do corpo	3 meses			
Acompanhar uma figura humana com os olhos	3 meses			
Reagir à luz	3 meses			
Acompanhar a luz	3 meses			
Observar as mãos	3 meses			
Brincar com as mãos	4 meses			
Identificar figuras humanas pelos olhos	4 meses			
Sorrir correspondendo à figura humana	4 meses			
Sorrir para a sua imagem	4 meses			
Observar os pés	4 meses			
Brincar com os pés	4 meses			
Tocar sua própria imagem no espelho	4 meses			
Imitar expressões	1,0 ano			

Tono

Exercício de obs.	Conceito	Data avaliação	Observação
Hipotônico			
Hipertônico			

Obs.: Responder os itens hipotonia e hipertonia com sim e não.

Reflexos arcaicos

Conceito: movimentos reflexos involuntários e inatos, observados no bebê até 12 meses, quando estimulado.

Exercício	Expectativa	Conceito	Data avaliação	Observação
Moro – estímulo súbito, estender braços e pernas e jogar a cabeça para trás	Até 3 meses			
Darwin – cócegas nas mãos, agarrar-se fortemente com os punhos	Até 3 meses			
Natação – colocado de bruços na água fazer movimentos de nado	Até 6 meses			
Busca – tocar o rosto com um dedo – virar a cabeça, abrir a boca e sugar	Até 9 meses			
Babinski – cócegas nas solas dos pés, abrir artelhos em leque. marcha – descalço, seguro sobre uma superfície plana, movimentar-se caminhando	Até 9 meses			

Avaliação do Bebê

Coordenação motora

Exercício	Expectativa	Conceito	Data avaliação	Observação
Sustentar a cabeça por alguns instantes	Até 3 meses			
Conservar um objeto na mão em preensão palmar	Até 3 meses			
Permanecer sentado com apoio por alguns instantes	Até 4 meses			
Apoiar-se sobre braços e mãos estendidas	Até 6 meses			
Rolar sozinho	Até 6 meses			
Levar com a mão um alimento à boca	Até 6 meses			
Permanecer sentado por um curto período de tempo	Até 7 meses			
Ajudar a segurar a mamadeira	Até 7 meses			
Segurar pequenos objetos	Até 7 meses			
Tentar alcançar objetos pendurados	Até 7 meses			
Bater na mesa com colher ou com as mãos	Até 7 meses			
Puxar objetos amarrados	Até 7 meses			
Bater um objeto contra o outro	Até 7 meses			
Movimentar o corpo para alcançar um objeto fora do seu alcance	Até 8 meses			
Rastejar sobre o abdome	Até 8 meses			
Permanecer sobre os quatro membros	Até 9 meses			
Empurrar e puxar objetos	Até 9 meses			
Caminhar com ajuda	Até 10 meses			
Engatinhar sobre as mãos e joelhos	Até 10 meses			
Desenhar traços verticais	Até 11 meses			
Dançar	Até 11 meses			
	1,0 ano			
	1,0 ano			

Lateralidade

Exercício	Expectativa	Conceito	Data avaliação	Observação
Ocular				
Auditiva				
Manual (mão dominante)				
Pedal (pé dominante)				

Funções intelectuais

Conceito: capacidade cognitiva pela qual as impressões recebidas pelos sentidos são apreendidas e absorvidas.

Linguagem gestual ou mimese expressiva

Conceito: ato de expressar sensações, pensamentos, sentimentos, emoções, usando a expressão facial, o corpo e seus movimentos, consequentemente, e a capacidade ou maturidade perceptomotora e sensibilidade deste corpo.

Exercício	Expectativa	Conceito	Data avaliação	Observação
Expressar atenção ao som das vozes (percepção auditiva)	1 a 3 meses			
Olhar intensamente a boca de quem fala (percepção visual)	4 meses			
Rejeitar expressões faciais não conhecidas (percepção visual – emocional)	3 a 4 meses			
Expressar reações de reconhecimento a pessoas (sorrir, levantar as mãos)	5 meses			
Utilizar expressões faciais e corporais como resposta a estímulos virar o rosto	5 meses			
Virar o corpo	7 meses			

Avaliação do Bebê

Exercício	Expectativa	Conceito	Data avaliação	Observação
Tapar o rosto	8 meses			
Balançar a cabeça	8 meses			
Fazer careta	9 meses			
Espernear	10 meses			
Demonstrar consciência de que a linguagem tem um significado	10 meses			
Interpretar com consciência, uma forma de linguagem através de reação ou ação: sim ou não	1,0 ano			

Linguagem articulada ou linguagem oral/sonora

Conceito: possibilidade de expressão do pensamento, sensações, pensamentos, emoções, através de movimentos articulatórios responsáveis pela emissão da fala e do som e que evoluem por processo de maturidade, segundo um padrão cronológico, pré-estimulado, dentro das etapas do desenvolvimento, mas altamente influenciado pela natureza física, emocional e social.

Exercício	Expectativa	Conceito	Data avaliação	Observação
Sons vocais	4 meses			
Primeira sílaba – repetir sempre o mesmo som silábico (percepção audiomotora)	6 meses			
Construir absorção da linguagem através do balbucio	6 meses			
Balbucio: choro	6 meses			
Consoantes labiais e gestuais: m, n, g	6 meses			
Consoantes explosivas: p, b	6 meses			

Continua

Exercício	Expectativa	Conceito	Data avaliação	Observação
Depois da dentição	6 meses			
Mais adiante fonemas próprios do balbucio: f, v	6 meses			
Balbucio com significado: atividades	8 meses			

Linguagem visual/gráfica

Conceito: capacidade de reconhecimento e reprodução gráfica do real, considerando que esta ação decorreu de um processo, maturação interior, gerando a capacidade de externalizar estas imagens e conceitos, visto que a reprodução gráfica incompleta não representa sempre uma imagem incompleta, nas dificuldades senso-moto-perceptivas de externalização, na reprodução.

Exercício	Expectativa	Conceito	Data avaliação	Observação
Desenho (fases) – bater com lápis sem olhar para ele	1 mês a 3 meses			
Bater e manipular o lápis de modo cada vez mais complexo, sem olhar para ele	3 a 5 meses			
Manipular o lápis e o papel no momento em que olha para eles, segurando o lápis com ambas as mãos, levantando quando em contato com sua mão	5 a 7 meses			
Alcançar o lápis à vista, sacudir, dar pancadas e amarrotar o papel. Pôr o papel na boca, mas sem executar a ação do desenho	6 a 9 meses			
Prestar atenção à concentração. Pôr o lápis e fazer marcas através de pancadas	9 meses a 1 ano			

SHANTALA

"Em toda arte há uma técnica, que é preciso aprender e dominar. A arte só aparecerá depois."
A massagem de *Shantala* é simples, antiga e, para ela, parte do cotidiano dos bebês.
Descobrir esta técnica significou redescobrir o toque, o calor das mãos, a proximidade com o corpo do bebê e, sobretudo, uma forma de estimular a proprioceptividade.
Pode ser usada em situações diversas, com bebês anômalos ou não, desde que cumpra os rituais preestabelecidos.
Se houver interesse por este item, é sugestiva a aquisição do livro *Shantalla* de **F. Leboyer**.
Abaixo o poema que ilustra o livro e o tema.

"As primeiras semanas que se seguem ao nascimento são como a travessia de um deserto.
Deserto povoado de monstros: as novas sensações que, brotadas do interior, ameaçam o corpo da criança.
Depois do calor no seio materno, depois do terrível estrangulamento do nascimento, a enregelada solidão do berço.
A seguir, aparece uma fera, a fome, que morde o bebê nas entranhas.
O que enlouquece a pobre criança não é a crueldade da ferida.
E essa novidade: a morte do mundo que a rodeia e que empresta ao monstro exageradas proporções.
Como acalmar essa angústia?
Nutrir a criança?
Sim.
Mas não só com o leite.
E preciso pegá-la no colo.
E preciso acariciá-la, embalá-la.
E massageá-la.
É necessário conversar com sua pele, falar com suas costas que têm sede e fome, como sua barriga."
(Fredérik Leboyer)

9 AVALIAÇÃO PSICOMOTORA NA CRIANÇA

Utilizaremos um exame padrão para a avaliação psicomotora da criança sem lesão neurológica.

EXAME PSICOMOTOR

Nome: _____

Idade: _____

Data: _____

Coordenação geral

Equilíbrio estático

Provas	Olhos abertos		Olhos fechados		Observação
	S	N	S	N	
Pés juntos, braços ao longo do corpo					
Pés juntos, ponta dos pés braços ao longo do corpo					
Num pé só					
No outro pé					
Calcanhar/joelho					
Dedos/calcanhar (posição de passo)					

Equilíbrio dinâmico

Provas		Olhos abertos		Olhos		Observação
		S	N	S	N	
Marcha p/frente						
Para trás						
Mesmo lugar						
Saltar		C/2 pés				
		C/1 pé				
		C/outro pé				
		C/obstáculo				
		C/impulso				
		S/impulso				
Andar		Livre				
		Na linha				
		Entre duas linhas				
		Ponta/calcanhar				
Arrastar		(S) (N)				
Correr		(S) (N)				
Bolar		(S) (N)				
Circuito		( ) completa ( ) não completa				

Coordenação dos membros superiores

Material	Provas	Resultado		Observação
Bola grande	Atira	(S)	(N)	
	Recebe	(S)	(N)	
	Atinge alvo	(S)	(N)	
Bola pequena	De uma mão para outra/sentido vertical	(S)	(N)	
	De uma mão para outra/sentido horizontal	(S)	(N)	
	Encesta	(S)	(N)	
	Atira	(S)	(N)	
	Recebe	(S)	(N)	

Avaliação Psicomotora na Criança

Coordenação dos membros inferiores

Material	Provas	Resultado		Observação
Bola grande	Chutar com um pé	(S)	(N)	
	Chutar com o outro pé	(S)	(N)	
	Chutar no alvo	(S)	(N)	
	Mexer e parar a bola	(S)	(N)	
Bola pequena	Chutar no alvo	(S)	(N)	
	Receber e parar	(S)	(N)	
	Manter embaixo do pé	(S)	(N)	

Coordenação digital

	S	N	C/dif.	C/fac.	Observação
Oponência entre dedos da mão D					
Afastamento dos dedos da outra mão					
Afastamento dos 10 dedos ao mesmo tempo					
Fio c/contas					

Lateralidade

( ) definida ( ) indefinida ( ) ambidestra ( ) contrariada

Provas	Direita	Esquerda		Observação
Cortar um papel com tesoura				
Dobrar um papel e cortar c/mão				
Pentear cabelo				
Dar cartas				
Olhar no caleidoscópio				
Imitar movimentos				

Mímica

Sugestão	Execução
Violão + palheta	
Prato + talheres	
Jarra + copo	
Equilibrista	
Nadador	
Animais	

Atividades corporais cotidianas

Propostas		S	N	C/fac.	C/dif.	Obs.
Vestir	Blusa					
	Calça					
	Meia					
Calçar	Tênis					
	Sapato					
	Sandália de dedo					
Amarrar						
Dar nós						
Abotoar						
Abrir e fechar zíper						
Pressão						
Velcro						
Servir água em um copo						
Servir com a colher de um prato para outro						
Beber	Copo					
	Canudo					
Comer	Garfo + faca					
	Colher					
Dobrar pano em roupa						

Anotações gerais
- Exames complementares.
- Observações gerais.
- Impressão.
- Diagnóstico.

10 Modelos de Avaliação

Atualmente existem ainda mais modelos de avaliações padronizados, sempre chamo a atenção para que estes exames sejam rigidamente executados e assim o resultado fica sem dúvidas. Quando não existe compatibilidade terapêutica para esses exames e sim para uma observação informal ou para uma compreensão das respostas, a finalidade da padronização se perde.

SEGUNDO OZERETSKY

Ozeretsky: neurologista e pesquisador que desenvolveu uma testagem psicomotora para crianças sem alterações neurológicas.

Exame

- O objetivo do teste é apreciar a escala maturativa em criança normal.

A estrutura do teste é dividida por padrões etários, com tempo limite, chance para realizar provas, pesquisa de equilíbrio, postura e tono.

É um dos testes psicomotores mais usados atualmente, por ser um teste evolutivo. Está todo baseado nas idades.

Produto

- *Formas de aplicação:* Ozeretsky trabalha com coordenação estática, coordenação dinâmica geral, coordenação das mãos, velocidade das mãos, movimentos simultâneos.
- *1ª prova:* coordenação estática ou equilíbrio.
- *2ª prova:* coordenação dinâmica geral – Ozeretsky observa a coordenação de um lado e do outro do corpo e a coordenação dos membros superiores e inferiores. Nessas provas observa também a parte de equilíbrio, o aumento de base, a busca exagerada da propriocepção.

- *3ª prova:* coordenação das mãos – o material nunca será dado diretamente nas mãos da criança, para que ela tenha a mesma dificuldade para pegar o material com as duas mãos. Verificar a simetria em relação aos dois lados do corpo durante a execução dessas provas; verificar o auxílio que o lado não dominante presta ao dominante. Observar o movimento manual fino que às vezes é indefinido na criança, qual a mão que conduz e qual a que domina em relação ao movimento. Observar sempre o eixo corporal, a busca exagerada da propriocepção, os movimentos associados e as verbalizações.
- *4ª prova:* velocidade das mãos começa com 4 anos. É observada a velocidade e o ritmo da execução da prova. Com o aumento da idade, diminui o tempo de execução da prova. Observar se mantém uma sequência correta de movimentos. À medida que ela vai executando a prova, a terapeuta vai acelerando o ritmo, se ela não tiver a dominância estabelecida poderá fazer a prova com a outra mão ou de mudar o sentido do movimento (direita para a esquerda).
- *5ª prova:* movimentos simultâneos começam aos 5 anos. Caso ela não consiga executar a prova de 5 anos, anota-se no protocolo que ela está abaixo dessa idade.

Nesta prova aparecerão muito os movimentos associados. Entram na observação as dificuldades espaciais, e a dificuldade é de coordenação, ela não mantém o ritmo, atrasa o ritmo, faz primeiro um movimento, depois outro.

O teste é avaliado de duas maneiras:

1. **Avaliação quantitativa**: dá a idade psicomotora da criança que, por meio das falhas, determina a faixa etária em que a criança vai ficar, correspondendo à idade psicomotora dela. Vai dizer se a criança realiza ou não a prova.
2. **Avaliação qualitativa**: é a mais importante do teste. Vai dizer como e de que maneira a criança realiza a prova. Percebemos as pequenas dificuldades psicomotoras da criança.

No protocolo serão anotados os acertos e os erros do paciente.

O início das provas tem critérios estabelecidos pelo teste:

- *1º critério:* se a criança acertar a prova equivalente à sua idade, continuase aplicando o teste, subindo na escala cronológica, até ela errar. Casa ela erre a prova correspondente à sua idade cronológica, descer na escala cronológica até ela acertar. Se ela tiver 5 anos e errar a prova de 2,

MODELOS DE AVALIAÇÃO

colocar no protocolo que ela está abaixo dos 2 anos. Será aplicado um outro teste para se verificar a idade psicomotora.

- *2º critério:* começar na faixa etária mais baixa na 1ª e 3ª provas e tirar uma média para ver em qual faixa a criança ficou. Se na 1ª prova começando, com a idade de 2 anos, a criança ficou na faixa de 4 anos, na 2ª prova ficará na faixa de 6 anos e na prova de coordenação dinâmica geral (2ª prova) começaria com 5 anos, subindo ou descendo a escala de acordo com o desempenho da criança.
- *3º critério:* aplicar todas as provas na faixa etária mais baixa de 2 anos, fazer uma análise qualitativa em cima das provas. O critério é minucioso e demorado, não havendo a necessidade de uma avaliação minuciosa no início do tratamento (Quadros 10-1 a 10-5).

SEGUNDO LEFÈVRE (ANTONIO B.)

Professor adjunto do departamento da Faculdade de Medicina da USP (disciplina de neurologia clínica infantil) e idealizador da neuropediatria de alto padrão no Brasil.
Ele idealizou a avaliação neurológica evolutiva.

Objetivo

É o mesmo que tem a semiologia neurológica, tradicional, isto é propor uma série de provas e verificar se o examinado é bem ou malsucedido nelas.

A diferença entre ENE (exame neurológico evolutivo) e o ENT (exame neurológico tradicional) é o fato de que as diversas provas daquele devem ser satisfatoriamente executadas em uma idade estabelecida anteriormente, podendo assim obter-se o perfil neurológico, no qual se verifica se um setor está mais atingindo que o outro. Os exames praticados sucessivamente vão mostrar se o paciente está progredindo ou regredindo, isto é, se ele passará a executar corretamente provas em que antes fracassava ou se deixará de executar adequadamente provas em que havia sido bem-sucedido.

O ENE tem como objetivo descobrir as origens do comportamento humano, dando importância aos estudos de concepção, fecundação, nidação e gestação do zigoto, por onde um ser humano único e determinado começa a sua vida, pois é por meio da embriologia que podemos compreender o sentido biológico e dinâmico.

O teste padronizado de Antonio Lefèvre, para os interessados, se encontra à venda nas livrarias especializadas.

Quadro 10-1. Coordenação estática

1ª parte

Idade	Duração	Chances	Provas
2	10"	3	Sobre um banco de 15 cm de altura e 15 × 28 cm de superfície, manter-se imóvel, pés juntos, braços caídos
3	10"	2 para cada perna	Braços caídos, pés juntos. Colocar um joelho no chão sem mover os braços nem o outro pé. Manter o tronco vertical (não sentar no calcanhar)
4	10"	2	Com os olhos abertos, pés juntos, mãos para trás do corpo; dobrar o tronco 90° e manter-se nesta posição
5	10"	3	Com os olhos abertos, manter-se sobre as pontas dos pés, braços caídos, pernas unidas, juntos
6	10"	2	Com os olhos abertos, manter-se sobre a perna escolhida; joelho flexionado a 90°, coxa paralela e ligeiramente separada, braços caídos
7	10"	3	Pernas em flexão, braços horizontais, olhos fechados, calcanhares próximos e ponta dos pés com as pernas abertas
8	10"	2	Com os olhos abertos mãos para trás do corpo, nas pontas dos pés flexionando o tronco em ângulo reto (joelhos estendidos)
9	15"	2 para cada perna	Com os olhos abertos, manter-se sobre uma perna, a planta do outro pé na face interna do joelho, mãos na coxa. Trocar perna

Modelos de Avaliação

10	15"	3	Com os olhos fechados, manter-se sobre as pontas dos pés, braços caídos, pernas unidas, pés juntos
11	10"	2 para cada perna	Com os olhos fechados, manter-se sobre a perna escolhida; joelho flexionado a 90°, coxa paralela e ligeiramente separada, braços caídos
12	15"	2	Com os olhos fechados, braços caídos, pés em linha reta, o calcanhar de um tocando a ponta do outro
ABD	10"	2 para cada perna	Com os olhos fechados, manter-se sobre uma perna, a planta do outro pé na face interna do joelho, mãos na coxa. Trocar perna

Quadro 10-2. Coordenação das mãos

2ª parte

Idade	Material	Duração	Chances	Provas
2	Um bombom	2'		Desembrulhar o bombom
3	Vinte contas cilíndricas da mesma cor e com 4 mm de diâmetro interno	5'	1	Enfiar as 20 contas em uma linha grossa de 25 cm de comprimento enfiada em uma agulha (s/nó)
4	Agulha de tapeçaria linha encerada nº 10 com 20 cm (s/nó)	9" para cada mão	2 para cada mão	Enfiar a linha na agulha o mais rápido que puder. A agulha deve ficar pendurada. Para iniciar a prova, deve estar com os braços abertos, segurando a agulha e linha
5			3 (2/3 devem estar corretas)	Com os olhos fechados, tocar com o indicador a ponta do nariz. Primeiro um lado depois o outro. Inicialmente os braços devem estar abertos em cruz Fazer 6 vezes
6	Desenho dos labirintos	1'20" dominante 1'25" mão não dominante	2 para cada mão	Fixar os labirintos à frente das crianças. Traçar uma linha, com lápis, contínua desde a entrada até a saída do 1º labirinto, passando imediatamente para o 2º. Permitindo encostar: duas vezes com a dominante e 3 com a não dominante

Modelos de Avaliação

7	Folhas de papel de seda de 5 × 5 cm	15" mão dominante 20" mão não dominante	2 para cada mão	Fazer uma bolinha compacta com uma mão. A palma deverá estar voltada para baixo e sem a ajuda da outra. Quando acabar o tempo, largar a bolinha. Os dois cotovelos deverão estar apoiados na mesa
8		5"	2 para cada mão	Tocar com a extremidade do polegar, o mais rápido possível o resto dos dedos na seguinte ordem: 5-4-3-2-3-4-5 Trocar a mão
9	Bola de frescobol caixa de madeira de 25 × 25 cm e 12cm de altura		3	Acertar a bola dentro da caixa situada a 1,5 m de distância e na altura do peito. Atirar com o braço flexionado, na altura dos ombros. A perna do lado do lançamento para trás
10		10" olhos abertos	3 P/OA	Ponta do polegar de uma mão com a ponta do indicador da outra e vice-versa. Soltar os dedos de baixo e descrever uma circunferência ao redor do indicador para unir-se de novo ao polegar
		10" olhos fechados	3 P/OF	O indicador que descreve a circunferência não perde o contato com o polegar. Realizar com a máxima velocidade

Continua

Quadro 10-2. Coordenação das mãos (Cont.)

2ª parte

Idade	Material	Duração	Chances	Provas
11	Bola de frescobol		5 para cada mão	Segurar com uma das mãos a bola que será lançada. A criança deverá permanecer parada com os braços caídos Lançar cada vez numa direção
12	Bola de frescobol caixa de 25 × 25 cm e 12 cm de altura		5 para cada mão	Acertar a bola dentro da caixa (distância de 2,5 cm) Mesmas condições que a prova de 9 anos
ABD	Régua de madeira com 40 cm de espessura	1'	3 para cada mão	Em pé, equilibrar por 1 minuto uma régua na ponta do indicador

Quadro 10-3. Coordenação dinâmica geral

Idade	Material	Duração	Chances	Provas
2			3	Subir em um banco de 15 cm de altura e 18 cm de superfície. Pode apoiar na parede
3			2/3 devem estar corretas	Saltar sem impulso, pés juntos, sobre uma corda estendida no chão. Ao pular, cair primeiro com a ponta dos pés
4		5"	2 (média de acertos 7 a 8 pulsos)	Saltar na ponta dos pés, sem deslocar-se; pernas ligeiramente flexionadas, elevando-se simultaneamente
5			3 (2/3 devem estar corretas)	Saltar com os pés juntos, sem impulso, por cima de uma corda a 20 cm do chão
6			3	Com os olhos abertos andar 2 m em linha reta, colocando alternadamente o calcanhar de um pé contra a ponta do outro
7			2 para cada perna	Com os olhos abertos, saltar com uma perna a uma distância de 5 m. O joelho da outra perna deve estar flexionado a 90°, braços caídos
8			3 (2/3 devem estar corretas)	Saltar sem impulso sobre uma corda estendida a 40 cm do solo
9			3 para cada perna	Impulsionar com uma perna uma caixa de fósforos vazia, até um ponto situado a 5 m. A outra perna deve estar flexionada a 90°; braços caídos A caixa deve estar, a princípio, a 25 cm do pé

Continua

Quadro 10-3. Coordenação dinâmica geral (Cont.)

Idade	Material	Duração	Chances	Provas
10			3	Saltar, com 1 m de impulso, sobre uma cadeira de 45 a 50 cm, cujo encosto deverá estar seguro pelo examinador
11			3	Saltar e tocar os calcanhares com as mãos
12			3	Saltar sem impulso sobre o mesmo lugar, o mais alto possível, dando pelo menos três palmadas antes de cair sobre a ponta dos pés
ABD			3 (2/3 devem estar corretas)	Saltar sem impulso sobre uma corda estendida a 75 cm do chão (flexionar o joelho e pular com os dois pés ao mesmo tempo)

Quadro 10-4. Velocidade das mãos

4ª parte

Idade	Material	Duração	Chances	Provas
4	Seis botões de 1,5 cm, casa – 1,8 cm afastados 3 cm	2'10"	2	Abotoar
5	Seis botões de 1,5 cm, casa – 1,8 cm afastados 3 cm	1'10"	2	Abotoar
6	20 moedas de R$ 0,10. Caixa de 15 × 15 cm e 5 cm de altura	35"	2 para cada mão	Depositar as moedas na caixa com a máxima velocidade (com a mão que preferir). Criança sentada, caixa a uma distância do antebraço. Moedas alinhadas a 5 cm à frente da caixa
7	O mesmo que para 4 e 5 anos	45"	2	Abotoar
8	Um carretel de linha vazia. Linha de bordar (2 m)	22" mão D, 22" mão E	2 para cada mão	Enrolar a linha no carretel. A mão que segura o carretel está parada
9	Folha de papel ofício. Uma caixa de 7 × 4,5 cm e 2,5 cm de altura com quatro palitos de fósforos virgens	17"	3	Andar 5 cm até a mesa onde estão depositados os objetos. Pegar os palitos e fazer um quadrado, pegar a folha de papel, dobrar 2 vezes e voltar ao lugar de partida
10	O mesmo que para 6 anos	25"	2	Idem a 6 anos

Continua

Quadro 10-4. Velocidade das mãos (Cont.)

4ª parte

Idade	Material	Duração	Chances	Provas
11	Prancha de isopor Papel com modelo sinuoso Feltro do tamanho do isopor um estilete. Quatro folhas de papel ofício ao meio	35" mão D, 45" mão E	2 para cada mão	Perfura o papel através dos orifícios do modelo com a maior velocidade. Acerto mínimo – 63 furos para as duas mãos
12	Caixa 15 × 15 cm e 5 cm de altura; 40 fósforos	1'	2 para cada mão	Criança sentada frente a uma mesa. Caixa a uma distância do antebraço Fósforos alinhados perpendicularmente a caxa. Depois do sinal, colocar um de cada vez, formar quatro pilhas iguais nos quatro ângulos da caixa
ABD	Folha de papel ofício e lápis 6B	15"	2 para cada mão	Com o antebraço apoiado na mesa, fazer pontos golpeando com o lápis Não um ponto sobre o outro Mão Dom.: mínimo 95 ptos Mão não Dom.: mínimo de 80 ptos

MODELOS DE AVALIAÇÃO

Quadro 10-5. Movimento simultâneo

5ª parte

Idade	Material	Duração	Chances	Provas
5		10"	3	Braços em cruz. Descrever circunferências com os indicadores. Um em um sentido (dos ponteiros do relógio) e outro ao contrário
6	Carretel de madeira vazio Fio de linha de bordar com 2 m amarrado no carretel	15"	2 para cada mão	Andando, a criança deverá levar o carretel em uma mão, soltando a linha, que enrola o indicador da outra
7		20"	3	Sentado, golpear alternadamente com os pés. Descrever, ao mesmo tempo, com o indicador circunferências no espaço, no sentido das agulhas do relógio (braço horizontal)
8		20"	3	Sentado em frente à mesa, golpear os pés alternando Golpear com os indicadores sobre a mesa alternadamente Golpear: mão D, pé D, mão E, pé E
9		10"	3	Braços à frente, palmas das mãos em pronação. Fechar uma das mãos. Fechar uma mão e abrir a outra com o máximo de velocidade Acerto: mínimo de 15 movimentos

Continua

Quadro 10-5. Movimento simultâneo (Cont.)

5ª parte

Idade	Material	Duração	Chances	Provas
10		21"	2	Alinhar 10 palitos à direita e à esquerda, e a 5 cm de distância da caixa. Após a voz de comando, pegar simultaneamente um palito em cada mão e depositar dentro da caixa. Começar pelas mais próximas
11		20"	3	Golpear alternadamente com os pés no chão. Quando golpear um pé, golpear na mesa os dois indicadores, ao mesmo tempo
12	Prancha de isopor feltro Modelo sinuoso, 4 folhas de papel ofício cortadas ao meio Dois estiletes	15"	2	Um estilete em cada mão. Com a direita, o desenho superior direito e com a esquerda, o superior esquerdo. Furar um atrás do outro, simultaneamente. Dar no mínimo 15 furos em cada lado
ABD		10" olhos abertos 10" olhos fechados	3	Braços à frente, palmas das mãos e flexionar lateralmente a uma mão em direção a outra Inverter a posição das mãos o mais rápido possível. Repetir a prova com os olhos fechados

PICQ E VAYER

Segundo **Picq e Vayer** existe um estreito paralelismo entre o desenvolvimento das funções motoras e o desenvolvimento das funções psíquicas.

PSICOMOTRICIDADE, portanto, é a relação entre o pensamento e a ação envolvendo também a emoção. Assim a **PSICOMOTRICIDADE**, como ciência da educação, procura educar o movimento, ao mesmo tempo em que desenvolvem as funções da inteligência. Sem o suporte psicomotor, o pensamento não poderá ter acesso aos símbolos e à abstração. O desenvolvimento psicomotor evolui paralelamente ao desenvolvimento mental.

Desta maneira, é essencial às diferentes aprendizagens na escola, principalmente à aprendizagem da leitura e da escrita, para que a criança tenha um desenvolvimento psicomotor harmonioso; a motricidade apresenta-se como reação global, em que os fenômenos motores e psicológicos se entrelaçam.

Postura

É a posição do corpo, sua atitude e seu aspecto físico.

A postura deverá ser observada em todos os momentos que olhamos para a criança, desde o momento que ela entra na sala. Sendo importante que a criança não tome conhecimento que está sendo observada.

A melhor prova nesta parte do exame é a observação e/o olho do terapeuta.

Equilíbrio

Estático

É o equilíbrio no estado de repouso em que se acham os corpos solicitados por forças, encontrando-se firmes, imóveis ou parados.

PROVAS: brincadeira de estátua; batatinha frita 1,2,3; mamãe, posso ir? Manter-se sobre um dos pés (saci-pererê).

Dinâmico

O equilíbrio relativo ao movimento, equilíbrio das forças ou organismo em atividade, ativo.

PROVAS: pular corda; andar sobre uma linha no chão; passar por baixo de uma corda que vá gradativamente abaixando.

Andar/correr com uma colher segura pela boca com uma bola de gude dentro.

Objetivo

- Verificar como está a postura do paciente, e se o equilíbrio estático e o dinâmico estão compatíveis e harmônicos.
- As palavras chaves para estas observações são:

    HARMONIA   CORPORALIDADE

Coordenação motora

Coordenação é o ato de coordenar. A coordenação motora global abrange as coordenações motoras ampla, fina, digital, visual e visuomotora.

Ampla

Para a criança, não se trata de conhecer o nome das diferentes partes de seu corpo, mas de movimentar-se livremente, de sentir-se bem à vontade. Para isso, existe a coordenação motora ampla que permite que a criança execute movimentos.

Na avaliação não observamos se esses movimentos estão em harmonia, com um bom equilíbrio e bem coordenados de acordo com a idade cronológica.

PROVAS: arrastar-se no chão; passar por baixo de cadeiras; rolar de lado como se a criança descesse uma ladeira.

Andar: normal por cima de objetos colocados no chão; engatinhar; pular.

Corridas: livres; revezamento de obstáculos; amarelinha; jogos de bola (lançar e apanhar).

Fina

Movimentos de coordenação fina, ou de precisão fina, são os movimentos que exigem dissociação digital fina, no qual há preensão delicada como principal objetivo. Pode-se ilustrar como sendo a coordenação dos detalhes.

O objetivo para se observar na criança é a destreza com que usa certos objetos, harmonia dos movimentos.

PROVAS: misturar vários canudos coloridos cortados em pedaços, pedindo que os separe pela cor; enfiar objetos finos e furados em um barbante; recortar figuras e fazer colagens; cópia de um trecho escolhido.

Digital

Os movimentos digitais puros são aqueles em que prevalece a atividade digital com escassa participação de deslocamento manual; são os movimentos de amplitude restrita, ou nula, característicos de tarefas de muita precisão, em que a agudeza da coordenação visuomotora se põe em jogo, ao máximo e se realiza por meio de finas dissociações exclusivamente digitais.

PROVAS: separar fichas conforme a cor; jogo de varetas; dobradura de papel.

Observar sempre a destreza, a harmonia, os movimentos desnecessários e/ou sincinesias.

Visuomotora

É a capacidade de coordenar a visão com os movimentos do corpo, de uma parte ou de partes do corpo.

O objetivo é realizar as atividades de vida diária como vestir-se e comer; participar de jogos e esportes; facilitar a pintura e o recorte, a colagem e a modelagem; ter uma boa aprendizagem da leitura e da escrita.

Quando a criança anda, pula ou joga peteca, seus olhos dirigem os movimentos de seus pés; ao realizar tarefas da vida diária, como vestir-se e tomar banho seus olhos trabalham em conjunto com seu corpo. Assim, a realização de toda a ação depende, em parte, de uma adequada coordenação visuomotora.

PROVAS: traçar linhas retas sinuosas, cobrir pontilhado, ligar pontos, pedir a criança que pontilhe dentro de um quadrado.

Visual

O terapeuta observa a coordenação visual da criança o tempo todo, por ser uma visão global e não específica, como a coordenação visuomotora.

Apesar de estarmos olhando para um determinado ponto, não deixamos de observar o que está ao nosso lado; ao redor.

Ritmo

Essas provas permitem avaliar a realização de exercícios com a inclusão do ritmo nos movimentos da criança.

Para essa avaliação, pode-se realizar brincadeiras com o objetivo já citado, enfocando as etapas de desenvolvimento do ritmo e que se apresentam em dois níveis de dificuldade, abaixo descritos.

PROVAS:

- 1º nível – SIMPLES:
  - marcha com ritmo;
  - marcha com ritmo e detenção;
  - marcha com ritmo e palmas;
  - marcha com ritmo, palmas e batidas de pé.

- 2º nível – COMPLEXO:
  - marcha com detenção e palmas;
  - estruturas rítmicas.

Maturidade

A maturidade constrói-se, progressivamente, graças a interação de fatores internos e externos. Seu dinamismo interior assegura à criança uma maturidade anatômica, fisiológica, à medida que lhe sejam proporcionadas condições de nutrição, afetividade e estimulação indispensáveis.

Facial

Consiste em que a criança realize os movimentos faciais bilaterais e unilaterais.

Bilaterais

- Apertar as pálpebras; levantar as sobrancelhas; franzir as sobrancelhas.
- Mostrar os dentes.

Unilaterais

- Inflar uma bochecha, depois a outra.
- Contrair um lado do rosto, depois o outro; fechar um olho, depois o outro; colocar os lábios em posição de assovio.

Deve-se observar na execução dessas provas se a criança realiza ou não o movimento; se a execução é feita com movimentos associados (sincinesias) e a atitude que devemos ter frente à prova (cooperação, inibição, rechaço, risos).

Corporal

A criança realiza atividades com a finalidade de exercitar movimentos coordenados entre os diversos segmentos corporais.

PROVAS:

- *Cabeça:* movimentos de afirmação, negação a rotação.
- *Extremidades superiores:* movimentos com braços, ombro, pulso, mãos, dedos e tronco.
- *Extremidades inferiores:* movimentos com as pernas (flexão e extensão) e os pés.
- *Pode-se observar em cada atividade:* a compreensão das instruções (se há ou não a necessidade de demonstração). A coordenação dos movimentos (se respeita a simultaneidade e a alternância). A qualidade dos movimentos.

Escolar

O conceito de maturidade para o aprendizado escolar é, essencialmente, a possibilidade de que a criança possua, no momento de ingressar no sistema escolar, um bom nível de desenvolvimento físico, psíquico e social que lhe permita enfrentar adequadamente essa situação e suas exigências.

Os fatores que intervêm na maturidade escolar são: idade, fator intelectual, sexo, saúde e estimulação ambiental e familiar. É difícil medir, assim como ponderar, a importância de cada fator em particular, pois nenhum opera de forma isolada e porque outras variáveis que afetam a maturidade não estão bem definidas.

Em resumo, a maturidade em questão é a capacidade para realizar movimentos ou expressões faciais, sendo que necessitamos disto para realizar o controle dos nossos movimentos.

Existem outros autores e testagens como Le Boulch, Wallon, que são muito importantes para a compreensão de avaliação do psicomotricista. São de fácil acesso por existir vasto material no Brasil.

11 Recursos Terapêuticos

Recorrer a alguma ajuda é sempre providencial quando lidamos com material humano; estamos interagindo com o outro e nesse interagir encontramos nós mesmos.

Lembro de uma frase da grande psicomotricista **Regina Morizot**, que dizia: "A gente nasce terapeuta ou não".

Sempre penso nessa dose de talento inata que lapidamos nas formações, e este capítulo é apenas um sinalizador para relembrar coisas simples, cotidianas, mas que às vezes ficam no esquecimento.

VIVENCIAR O SENSÓRIO-MOTOR

Deixar o jogo corporal tomar conta de nós e poder naturalmente vivenciar:

- Situações onde os estímulos labirínticos e vestibulares são solicitados.
  Ex.: balançar, rodar, girar, cair.
- Situações de descargas tônicas.
  Ex.: lutar, combater, agarrar o outro, defender-se, abandonar-se.

AJUSTAMENTO TÔNICO

Buscar a fusão na relação do jogo corporal com o outro; uma sintonia para colocar, brincar, rir, dançar, pular, empurrar, puxar, sem perder o prazer.

DESENVOLVIMENTO DO PRAZER SENSÓRIO-MOTOR

Aqui a condição primordial é a de ser capaz de escutar, de sentir pelo contato, as modulações por mínimas que sejam, das reações tônicas da criança.

O ajustamento tônico estabelece uma área de relaxamento na criança.

Temos aqui a expressão evidente da unidade da personalidade da criança, uma vez que liga sensações corporais com estados tônico-emocionais.

No adulto, é principal via de mudança, sendo fonte de evolução para todos seus bloqueios.

TERAPEUTA – INSTRUMENTO DO PACIENTE

A formação do terapeuta lhe dá vários títulos e diplomas; porém, na relação com o paciente, o título mais importante é o da humanidade.

Receber o que o paciente lhe dá; perceber o que não é oferecido diretamente, poder servir de instrumento nesta nova conquista do outro. Esquecer o imediatismo, os rótulos e poder ver uma pessoa buscando "acontecer", melhorar ali junto a você.

Não existe nada mais bacana do que possibilitar um movimento a acontecer.

ESCUTA DA CRIANÇA

A atitude de escuta supõe uma empatia tônica, inclui as sensações corporais em que a palavra não dita, fala alto.

IMPORTÂNCIA DA SALA DE PSICOMOTRICIDADE

O valor deste ambiente é simbólico e, por isso mesmo, de grande importância para o paciente.

A transposição significa o "deixar lá fora alguma coisa" e entrar com o que deve e pode ou "poderá" um dia "ser trabalhado".

Um local permissivo e tranquilo, onde os objetos permanecem no lugar de forma segura, compondo com a iluminação um ambiente acolhedor.

PARA A CRIANÇA É UM LUGAR DE:

- Prazer sensório-motor.
- Possibilidade de rolar, deslizar, balançar sobre bolas, mergulhar nas almofadas, de correr, gritar, de fantasiar, maquiar, esperar, observar e descobrir.
- Expressividade psicomotora ouvida em seu discurso original.
- Falar se si num espaço que é seu palco.
- Comunicação, utiliza-se de todos os recursos verbais.

- A mímica, o gesto, o olhar e a voz revestem-se de um sentido penetrante de desejo.
- Vem com alegria e se permite "permitir", desejar, ousar.

PARA O ADULTO É UM LUGAR DE:

- Prazer sensório-motor.
- Descoberta do próprio corpo e suas relações com o outro, pelo outro.
- Sensações proprioceptivas.
- Relaxamento.
- Valorização dos sons, da respiração.
- Conscientização do tono e suas condições variáveis.
- Abandono das tensões.
- Vivência das tensões.
- Expressividade psicomotora.
- Comunicação.
- Descoberta do olhar, da voz, do gestual.
- Desejo.

PARA O PSICOMOTRICISTA É UM LUGAR DE:

- Descoberta excepcional pela manifestação da criança e do adulto.
- Pelas possibilidades novas e diferentes diante de situações terapêuticas.
- Lugar de rituais.
- Entrada (tirar sapatos, coisas que apertam, incomodam).
- Saída (preparo para readaptação material).
- Espaço com cenas fixas e outras características móveis.
- Gostar de estar no seu espaço, sentir-se em harmonia com tudo que cerca o local.

12. Sugestões de Atividades para Terapia

RELAÇÕES ESPACIAIS

1. Sair ou entrar num círculo desenhado no chão, obedecendo à ordem "Todos para fora, Fulana para dentro etc."
2. Realizar marchas pulando obstáculos.
3. Rolar uma bola sobre uma linha, batendo palma quando ela passar sobre um determinado ponto.
4. Modelar em barro, argila, madeira ou massa plástica.
5. Realizar atividades simples que envolvam sequência de ações: tratar de uma horta, arrumar uma mesa etc.
6. Enumerar objetos que estão em cima, embaixo, à esquerda ou à direita de uma mesa. Passá-los, depois, para o lado oposto.
7. Rabiscar livremente no quadro de giz, em movimentos largos, sem direção determinada.
8. Colocar uma bola em várias posições em relação a uma caixa de papelão.
9. Caminhar sobre uma cruz desenhada no chão, para a direita, para a esquerda, para a frente ou para trás, de acordo com a ordem dada.
10. Formar figuras com palitos, observando os modelos.
11. Colocar dois cubos na posição determinada.
12. Mostrar o cubo descrito: "O cubo vermelho grande que está embaixo do azul pequeno".
13. Reproduzir com a carteira e uma bola as diferentes posições representadas em desenhos desses objetos.
14. Reproduzir desenhos simples de acordo com os modelos, num quadro de pinos, em mosaicos com blocos de construções, encaixes etc.
15. Fazer alinhavos em cartões vazados ou com eucatex, copiando os modelos.
16. Dizer o que falta em desenhos, observando ou não os modelos, anteriormente.

17. Compor quebra-cabeças.
18. Resolver labirintos.
19. Brincar de "Escravos de Jó".
20. Indicar com os braços a posição da seta.
21. Colocar cartões sobre desenhos iguais dispostos de modo diferente.
22. Ordenar objetos atendendo a um determinado ritmo de forma, cor ou tamanho.
23. Enfiar contas em fios, obedecendo a um modelo.
24. Arrumar gravuras obedecendo à sequência de fatos.
25. Jogar uma bola e apará-la, obedecendo à ordem: para cima e para baixo etc.
26. Atirar uma bola num ponto marcado na parede e pegá-la de volta.
27. Andar sobre linhas desenhadas no chão, obedecendo às ordens: para frente, à direita, para trás, à esquerda etc.
28. Identificar no desenho à direita os elementos assinalados no modelo.
29. Armar cenas de acordo com o modelo.
30. Ligar com linhas retas os pontos feitos pelo professor, sem a preocupação de formar desenhos.
31. Fazer linhas retas partindo de pontos colocados dentro ou fora de um círculo, obedecendo às ordens: para fora, para dentro etc.
32. Repetir traçados feitos no quadro de giz, passo a passo, até formar o todo.
33. Completar desenhos mantendo a sequência.
34. Completar formas de acordo com o modelo.
35. Identificar a parte que foi retirada de um todo.
36. Reconhecer no desenho à direita os que estão na mesma posição do modelo.
37. Pintar gravuras de acordo com o modelo.
38. Mostrar em uma estrutura em branco o lugar ocupado por determinados segmentos na estrutura que serve de modelo.
39. Unir pontos para formar uma figura exatamente igual a figura do modelo.
40. Pintar tiras de papel quadriculado alterando sinais ou cores.
41. Completar barras em papel quadriculado.
42. Copiar desenhos feitos em papel quadriculado.
43. Realizar exercícios de simetria em papel quadriculado.

Sugestões de Atividades para Terapia

COORDENAÇÃO VISUOMOTORA

1. Realizar atividades para a força e flexibilidade do tronco, como curvar-se, engatinhar, pular, arremessar, saltar etc.
2. Realizar atividades envolvendo as pernas, como correr, pular, saltar, subir e descer, chutar, galopar, marchar etc.
3. Realizar atividades que envolvam visão, braços e mãos, como rolar uma bola, enrolar uma corda, arremessar um saquinho, passar um objeto ao colega ao lado.
4. Realizar marchas sobre linhas retas, sinuosas, espirais, figuras fechadas.
5. Acompanhar com os olhos, sem movimentar a cabeça, um objeto que se desloca em todas as direções.
6. Seguir um foco de luz da esquerda para a direita.
7. Acompanhar uma figura que se desloca na ponta de um dedo, da esquerda para a direita.
8. Enumerar da esquerda para a direita figuras colocadas no flanelógrafo.
9. Fixar o olhar em determinado objeto, movendo a cabeça em várias direções.
10. Realizar atividades criadoras.
11. Seguir com o dedo linhas feitas em espuma ou barbante, primeiro no plano vertical, depois no horizontal.
12. Molhar o dedo na cola, passar sobre linha traçada numa folha e cobrir com barbante (cobrir também com fio de massa plástica).
13. Enfiar contas, sementes, chapinhas furadas ou fio plástico.
14. Realizar movimentos como abotoar, desabotoar, amarrar, puxar o zíper, usar fivela, colchete e pressão, dar laços.
15. Perfurar com um alfinete grosso o contorno de uma figura desenhada no papel.
16. Fazer dobraduras, tecelagens com tiras largas, alinhavos, mosaicos.
17. Cobrir desenhos, tendo cuidado de não ultrapassar o contorno.
18. Seguir com lápis de cor o contorno de desenho feito com lápis preto.
19. Fazer o contorno dos objetos, unindo pontos numerados.
20. Copiar desenhos simples, usando papel vegetal ou carbono.
21. Unir pontos, completando o exercício já iniciado.
22. Traçar cruzes ou bolinhas entre linhas paralelas sem ultrapassá-los.
23. Fazer um ponto em cada quadrado de uma folha quadriculada, seguindo a direção da esquerda para a direita, de cima para baixo.
24. Fazer o mesmo exercício do nº 23, colocando os pontos nas interseções.

CONSTÂNCIA DE PERCEPÇÃO

1. Percorrer a mesma distância andando, correndo e pulando.
2. Identificar entre os objetos da mesma espécie, colocados a várias distâncias, os que são do mesmo tamanho daquele que vê perto de si.
3. Identificar entre vários objetos o maior, o menor, o mais largo, o mais estreito.
4. Arrumar os colegas por altura.
5. Ordenar objetos da mesma espécie por tamanho.
6. Fazer loto com figuras de vários tamanhos.
7. Escolher aquilo que na realidade é maior.
8. Procurar no ambiente todas as formas iguais a uma figura geométrica apresentada.
9. Juntar os objetos de acordo com a forma (botões, sementes, chapinhas).
10. Observar figuras e marcar as formas, circulares, quadradas etc.
11. Apontar desenhos iguais.
12. Reunir objetos da mesma cor.
13. Colocar junto a um pano colorido objetos da mesma cor.
14. Retirar um pedaço de papel colorido de um saquinho e, depois, procurar na sala objetos da mesma cor.
15. Reunir, por cor, pedaços de cartolina e retalhos de fazenda.
16. Colorir um desenho, conservando as mesmas cores de um modelo.
17. Brincar de "Estou vendo uma coisa...".
18. Juntar cartões de tons iguais, dentro de uma só cor.
19. Reconstruir uma série de tons, do mais claro ao mais escuro e vice-versa.
20. Separar blocos de várias formas que sejam iguais aos apresentados em cartões e vice-versa.
21. Reproduzir modelos com blocos de construção.
22. Reconhecer em gravuras objetos que tem nas mãos.
23. Identificar retratos de pessoas, familiares.

FIGURA – FUNDO

1. Procurar, no ambiente, várias categorias de objetos: coisas redondas, vermelhas, de madeira etc.
2. Apanhar objetos específicos que foram escolhidos em vários lugares.
3. Fazer passeios de observação, voltando a atenção para elementos determinados.
4. Apanhar num armário determinado material.

5. Separar, entre objetos variados da mesma espécie, um com qualidades determinadas.
6. Separar objetos de acordo com a forma, a cor, o tamanho ou o material.
7. Reconhecer figuras confeccionadas em cartão ou espuma, colocadas sobre fundo homogêneo.
8. Reconhecer figuras desenhadas sobre fundo homogêneo.
9. Reconhecer figuras desenhadas sobre fundo estruturado.
10. Nomear as figuras que vê, embora estejam entrelaçadas ou superpostas.

ATENÇÃO

1. Fazer passeios de observação, levando a criança a fixar a atenção em pontos que poderão ser previamente combinados.
2. Imitar diferentes movimentos realizados por uma pessoa (primeiro, movimentos amplos; mais tarde, movimentos finos).
3. Citar os ruídos ouvidos durante certo tempo, em silêncio.
4. Caminhar com um objeto na mão: deixá-lo no chão, apanhá-lo novamente, ao ouvir sinais previamente combinados.
5. Levantar o braço, logo que o colega sentado à sua frente levante o seu.
6. Bater palmas enquanto ouve um determinado som, parando ao cessar o estímulo.
7. Andar ao redor de uma fila de cadeiras, com menos uma que o número total de crianças, enquanto ouve uma música. Procurar sentar assim que a música parar.
8. Andar em círculo, obedecendo às ordens, usando movimentos imitativos.
9. Representar, por meio de música, determinadas palavras de uma canção.
10. Reconhecer, de olhos fechados, as vozes dos diversos colegas de turma.
11. Adivinhar o que fazem: se rasgam papel, tossem, batem palmas, arrastam cadeiras etc.
12. Andar de olhos fechados, em direção ao som de uma voz ou apito.
13. Juntar aos pares, latinhas que produzam o mesmo som.
14. Bater palmas enquanto ouve um determinado som, parando à ordem dada pelo professor, enquanto o som continua.
15. Brincar de "morto e vivo".

16. Realizar o jogo: "Atenção! Concentração!".
17. Reagir ao ouvir o nome de um amigo seu em sala.
18. Ouvir diversos sons, levantando apenas quando distinguir um som determinado.
19. Reproduzir, com bastões, modelos feitos.
20. Reagir ao ouvir determinada palavra de uma história.
21. Brincar de "barata voa".
22. Pular corda, acompanhando o ritmo marcado por palmas ou instrumentos de percussão.
23. Marchar ou bater palmas, dizendo. 1, 2..., 1, 2, acentuando o primeiro tempo, substituir os números por palavras: forte–fraco, esquerda–direita, em cima–embaixo.

PERCEPÇÃO TÁTIL

1. Reconhecer os objetos retirados de uma caixa.
2. Retirar um objeto de um saquinho e procurar outro igual, entre os vários que se encontram sobre a mesa.
3. Identificar objetos colocados sobre a mesa e separá-los de acordo com a forma.
4. Colocar tampas em vidros ou caixas de diversos tamanhos e formas.
5. Enfiar contas ou chapinhas furadas num barbante.
6. Reconhecer pessoas, apenas apalpando suas mãos ou seus rosto.
7. Unir dois a dois os pedaços de papel da mesma qualidade.
8. Reconhecer entre vários cartões aqueles que são do mesmo material.
9. Separar objetos segundo forma, tamanho, espessura e peso.
10. Classificar objetos em duros e moles, ásperos e lisos, grandes e pequenos, leves e pesados, quentes e frios.

PERCEPÇÃO OLFATIVA

1. Reconhecer pelo odor o conteúdo de vários frascos iguais.
2. Juntar dois a dois, frascos que tenham o mesmo odor.
3. Reconhecer pelo odor diversas espécies de flores, frutas, condimentos e bebidas.
4. Cheirar embrulhos para descobrir o seu conteúdo.
5. Descobrir pelo odor qual a merenda da escola neste dia.

Sugestões de Atividades para Terapia

PERCEPÇÃO GUSTATIVA

1. Reconhecer pelo sabor diferentes espécies de frutas, bebidas, legumes, verduras.
2. Identificar pelo sabor um mesmo alimento preparado de maneiras diferentes.
3. Reconhecer vários sabores de balas.
4. Arrumar soluções de água do menos para o mais doce, do menos para o mais salgado.
5. Identificar sabores: doce, salgado, amargo, ácido.

ORIENTAÇÃO TEMPORAL

1. Marchar usando diferentes velocidades.
2. Rolar bolas no chão com várias velocidades.
3. Organizar diariamente o calendário da classe.
4. Dizer a criança que, numa corrida, chegou em 1º lugar, 2º e último lugar.
5. Responder perguntas sobre acontecimentos do dia, que envolvam tempo.
6. Distinguir as partes do dia: manhã, tarde e noite.
7. Perceber o transcorrer das horas e minutos, com o uso de relógio.
8. Perceber e, mais tarde, dispor em ordem: dias da semana, meses e estações do ano.
9. Contar o que realizou ontem, o que já fez hoje e o que pretende fazer amanhã.
10. Organizar uma linha de tempo, com fatos principais de sua vida.
11. Observar o planejamento cooperativo das atividades do dia.
12. Dizer o que determinada data lembra.
13. Reconhecer num grupo a pessoa mais velha, mais nova.
14. Responder perguntas sobre latas.
15. Emitir um som enquanto é desenhado uma linha no quadro de giz.
16. Interpretar estruturas simples, batendo palmas.
17. Bater com as mãos na mesa, imitando palmas batidas pelo professor.
18. Bater palmas no 4º tempo, enquanto o ritmo é marcado.
19. Colocar caixas de fósforos enfileiradas em pequenos intervalos e depois maiores. Bater com um lápis em cada uma delas.
20. Bater com um lápis em marcas do giz feitas na carteira, dispostas em grupamento.

ASSOCIAÇÃO DE IDEIAS

1. Dizer palavras a um determinado assunto.
2. Ligar objetos que se relacionam a outro destacado.
3. Dizer os produtos que são adquiridos em um determinado tipo de casa comercial ou determinada seção de supermercado.
4. Dizer as partes que compõem um determinado local.
5. Dizer nomes de objetos relacionados a um determinado ambiente.
6. Dizer o que se pode guardar em um determinado local.
7. Dizer o que pertence a uma determinada pessoa.
8. Dizer o animal que vive num certo lugar.
9. Dizer onde se usa determinado objeto.
10. Dizer ações praticadas por diferentes órgãos.
11. Dispor os utensílios próprios a determinada profissão.
12. Dizer onde determinadas pessoas trabalham.
13. Organizar álbuns com gravuras separadas de assunto.
14. Apontar o desenho ou palavra que não pertencem a uma série.
15. Assinalar figuras ou palavras que têm relação com uma gravura.
16. Dar nomes a ações praticadas por determinadas profissões.
17. Associar todos a partes que os compõem.
18. Dizer o que se pode fazer com certo objeto.
19. Dizer o nome de produtos fornecidos por animais.
20. Agrupar produtos de acordo com características comuns: líquidos, pó, sólidos, duros, moles etc.
21. Dar nomes, ações e qualidades que se associem a uma determinada gravura.
22. Agrupar animais de uma determinada família ou que compõem o mesmo grupo.
23. Relacionar ações correspondentes às atividades de diversão e trabalho.
24. Relacionar ações que acontecem na rua ou em casa.

COMPREENSÃO E RACIOCÍNIO

1. Cumprir ordens simples, mais complexas.
2. Fazer desenhos sobre histórias ouvidas.
3. Identificar gravuras com frases.
4. Reunir cartões que se relacionam.
5. Identificar absurdos representados em desenhos.
6. Identificar absurdos verbais.
7. Completar analogias: sapato, pé; chapéu,.......

8. Fazer o "jogo da velha".
9. Dizer certo ou errado nas frases apontadas.
10. Separar gravuras de animais representando-os como são na realidade das outras com animais de brincadeira.
11. Decifrar enigmas.
12. Responder adivinhações.
13. Dispor palavras soltas de modo a formar frases.
14. Completar histórias, colocando palavras que faltam.
15. Resolver problemas aritméticos.
16. Completar histórias de acordo com o sentido.
17. Fazer leituras silenciosas, com os seguintes objetivos:

MEMÓRIA

1. Enunciar todos os objetos, números ou palavras contidos num cartão, que observou durante um tempo.
2. Identificar a pessoa ou o objeto retirado ou acrescentando a um grupo visto durante algum tempo.
3. Dizer o que foi acrescentado ou retirado numa pessoa ou desenho depois de observá-lo durante algum tempo.
4. Colocar objetos na mesma ordem apresentada anteriormente, depois que a posição foi trocada.
5. Descrever objetos ou gravuras observados durante algum tempo.
6. Imitar posições apresentadas em gravuras observadas durante algum tempo.
7. Caminhar sobre linhas ou desenhos feitos no chão, repetir o percurso depois de apagado o desenho ou a linha.
8. Repetir frases em complexidade crescente:
   - Palavras relacionadas.
   - Sílabas.
   - Números de 1, de 2 e depois de 1 e 2 algarismos.
9. Repetir séries, acrescentando um nome ou uma ação a elas.
10. Observar uma cena e responder às perguntas sobre ela.
11. Arrumar formas em cartolina ou espuma na mesma disposição feita e vista durante certo tempo.
12. Apontar, na mesma ordem, três ou mais gravuras.
13. Dizer o maior número de elementos que pode observar numa gravura que lhe foi apresentada.
14. Indicar num cartão com várias figuras, aquela que viu anteriormente.

15. Verificar as figuras que foram acrescidas ou retiradas num cartão, depois de ter observado um outro cartão, por algum tempo.
16. Usar o "jogo da memória".
17. Reproduzir, com bastões, modelos vistos durante algum tempo.
18. Observar uma cena e verificar, em outra apresentada posteriormente, as ações que foram modificadas.
19. Fazer um movimento qualquer no ar ou carteira e reproduzi-lo no quadro de giz ou papel.
20. Apalpar, de olhos fechados, o contorno de formas geométricas simples, figura em relevo, letras, números ou palavras feitas em espuma, reproduzindo-as em desenhos.
21. Identificar o que foi acrescentado ou retirado de uma gravura, geralmente numa série de três.
22. Brincar de "olho vivo".
23. Escolher entre três sentenças a que tem relação com uma estampa vista durante algum tempo.
24. Transmitir recados.
25. Repetir quadrinhos.
26. Identificar sons onomatopaicos.
27. Imitar ritmos diferentes de palmas ou batidas de régua.
28. Identificar figuras do personagem de uma história, depois de ouvi-la.
29. Reproduzir histórias simples.
30. Responder a perguntas, de acordo com uma história ouvida.

PERCEPÇÃO AUDITIVA

1. Adivinhar o som: bater palmas, tossir, arrastar cadeiras.
2. Dar respostas motoras a estímulos auditivos: tambor – levantar os braços; chocalho – abaixá-los.
3. Ouvir sons, levantando quando distinguir um determinado som.
4. Citar os ruídos ouvidos durante certo tempo.
5. Dizer, entre várias palavras, a pronunciada mais rapidamente.
6. Reconhecer, entre vários objetos jogados no chão, o mais pesado.
7. Reconhecer sobre que material o terapeuta bate com uma varinha.
8. Juntar, aos pares, latinhas que produzem o mesmo som.
9. Repetir as palavras que rimam, numa poesia.
10. Juntar cartões com figuras e objetos que começam ou terminam com o mesmo som.
11. Completar quadrinhos.

Sugestões de Atividades para Terapia

12. Identificar em cartões com várias figuras as que têm nomes que começam ou terminam com o mesmo som.
13. Andar em direção ao som de um apito.
14. Procurar um objeto escondido, guiando-se por música que os colegas cantam, mais alto ou mais baixo, à medida que se afasta do lugar.
15. Apontar o lugar onde o TP parou, depois de ter andado pela sala.
16. Apontar o lugar de onde veio o som da campainha.
17. Procurar a cigarra.
18. Marchar lenta, normal e rapidamente, acompanhando o ritmo de uma música.
19. Imitar batidas de palmas ou instrumentos, em ritmos variados:
    - O terapeuta bate palmas, e a criança imita com palmas.
    - O terapeuta usa um instrumento, e a criança imita com palmas.
    - O terapeuta bate palmas, e a criança reproduz com instrumentos.
20. Marchar ao som de uma música, dando uma volta quando mudar o ritmo.
21. Imitar a marcha dos animais: elefante-vagaroso; coelho-rápido.
22. Imitar efeitos rítmicos: vento, mar, trem, remo, balanço.
23. Associar músicas ou ações a determinadas figuras, executando-as sempre que o cartão com desenho for apresentado.

POSIÇÃO NO ESPAÇO

1. Mover lentamente partes do corpo, estando deitada, sentada, ajoelhada, em pé.
2. Localizar e nomear diferentes partes nela própria, em outra pessoa e num boneco articulado e dizer a função de cada parte.
3. Opor o polegar a todos os dedos.
4. Tocar com o polegar os dedos da mão, um a um, começando com o mínimo e depois o inverso.
5. Subir uma escadinha com os dedos.
6. Apanhar fósforos ou alfinetes espalhados na carteira.
7. Tocar um piano pequeno ou teclado improvisado com massa plástica.
8. Fazer pinturas a dedos.
9. Colocar um nas posições vertical, horizontal e inclinada.
10. Colocar-se em um quadro do giz, desenhando uma linha para cima, para baixo etc.
11. Movimentar uma folha de papel em diversas direções ou posições, enquanto verbaliza sua ação: para cima, para baixo etc.

12. Completar bonecos feitos em madeira, espuma ou cartão dispondo parte do corpo no devido lugar, mais tarde completar desenhos de pessoas, no quadro de giz e finalmente no papel.
13. Arrumar peças representando partes do corpo, compondo a figura de uma pessoa.
14. Desenhar a figura humana por partes, à medida que as indica no seu próprio corpo.
15. Compor um rosto.
16. Colocar-se em cima ou embaixo de uma mesa, dentro ou fora do círculo.
17. Separar losangos e quadrados de papel cartão, separando-os em fileiras.
18. Dispor triângulos na mesma posição do modelo.
19. Colocar cartões sobre desenhos iguais em posições diferentes.
20. Executar movimentos simples e reproduzir num boneco articulado.
21. Procurar, entre várias gravuras, a que representa a posição em que está o terapeuta.
22. Imitar movimentos feitos pelo terapeuta colocado à sua frente, mais tarde utilizar boneco articulado e imitar posições de gravuras.
23. Contornar mãos e pés direito e esquerdo, apontar o olho esquerdo etc.
24. Ficar em frente, atrás, à direita, à esquerda de um colega.
25. Identificar direita e esquerda em gravuras.

TREINAMENTO DA PERCEPÇÃO – SUGESTÕES DE EXERCÍCIOS
Percepção auditiva
Discriminação de sons

- Reconhecer sons (passos, campainha, relógio), vozes (pessoas e animais) e instrumentos.
- Adivinhar o que faz o colega: bater palmas, tossir, rasgar o papel, amassar o papel.
- Dar respostas motoras a estímulos auditivos determinados.
- Ex.: levantar os braços ao som do chocalho.
- Juntar latinhas com coisas diferentes dentro e ouvir o som.

Identificação de sons (ritmos)

- Sentir o ritmo de seu próprio corpo (respiração, batidas de coração).
- Marchar de acordo com o ritmo da música.
- Imitar a marcha dos animais.

- Imitar efeitos rítmicos (do vento, do mar, do trem, da gangorra).
- Orientação pelo som.
- Andar em direção ao som de um apito.
- Jogo "a cigarrinha".
- Jogos de roda: adivinhar o colega que diz bom-dia, pegar o colega que toca a campainha.

Percepção tátil
Discriminação de formas
- Reconhecer objetos tirados de uma caixa.
- Separar objetos em cima da mesa de acordo com a forma.
- Apalpar o rosto de um colega para descobrir de quem se trata (a criança pode escolher entre dois colegas).

Classificação tátil
- Separar objetos em grandes e pequenos, leves e pesados, duros e moles, quentes e frios, ásperos e lisos.

Percepção olfativa e gustativa
Percepção olfativa
- Reconhecer o cheiro de várias flores.
- Reconhecer o conteúdo de vários frascos.
- Reconhecer o cheiro de frutas.

Percepção gustativa
- Reconhecer pelo sabor várias espécies de frutas, bebidas etc.
- Reconhecer vários tipos de balas.

ANEXO 1
PSICOMOTRICIDADE É A CONSCIÊNCIA DE SI

Objetivos na Psicomotricidade: descobrimento do próprio corpo, de suas capacidades em ordem de movimento, descobrimento do outro e de seu meio.

A afetividade inconsciente é onde a criança está completamente imersa e da qual depende totalmente. Ela se expressa de modo simbólico e através do imaginário. Da investida afetiva do mundo nascerá sua investida racional, à medida que esta afetividade puder ser superada e não rechaçada. Qualquer bloqueio afetivo, em termos de uma noção, contrariará e, em alguns casos, impedirá o processo de intelectualização.

Um bloqueio na investida afetiva torna impossível a constituição da noção e seu excesso impedirá seu desprendimento racional.

A educação deve permitir o passo progressivo de uma à outra, através de situações simbólicas progressivamente desinvestidas de afeto. À medida que se efetue essa separação relativa entre o racional e o afetivo, entre o real, o simbólico e o imaginário, poderá desenvolver-se, por seu lado, a afetividade consciente. Por este procedimento a criança passará do pensamento mágico ao lógico.

(ANDRÉ LAPIERRE
in *Educación Psicomotriz en la Escuela Maternal*)

ANEXO 2
LIBERDADE SEM MEDO

Temos receio de tantas coisas – da pobreza, do ridículo, de doenças, de fantasmas, de ladrões, de acidentes, da opinião pública, da morte. A história da vida de um homem é a história de seus medos.

Na natureza, o medo serve aos propósitos da conservação da espécie. Coelhos e cavalos sobreviveram porque o medo os força a correrem do perigo. Medo é fator importante nas leis das selvas.

Herói é o homem que pode transformar seu medo em energia positiva. O escudo do herói é o seu medo. O medo de ter medo é, para o soldado, o mais angustiado dos medos. O covarde é incapaz de converter seu medo em ação positiva. A covardia é muito mais universal do que a bravura.

Muitas pessoas acreditam, com toda sinceridade, no seguinte: se a criança nada tem a temer, como pode ser boa? Bondade que depende do medo do inferno ou do policial, ou do medo do castigo, não é absolutamente bondade, é simples covardia. A bondade que depende da esperança de recompensa, de louvores, ou do reino do céu, depende de suborno. A moralidade dos dias presentes faz crianças covardes, pois as leva a temer a vida. E é ao que chega a "bondade" dos alunos disciplinados, realmente. Milhares de professores fazem seu trabalho esplendidamente, sem ter de introduzir o medo de castigo. Os outros são desajustados incompetentes, que deviam ser expulsos da profissão.

Mas se não houver medo inconsciente do sexo e do inferno, para aumentar o medo-realidade das bombas, este último medo será normal, não uma fobia, uma ansiedade devastadora.

CRIANÇAS SADIAS E LIVRES NÃO TÊM MEDO DO FUTURO. ESPERAM-NO COM ALEGRIA.

FOI WILHELM REICH QUEM FEZ SENTIR QUE, NO MEDO SÚBITO, TODOS TOMAMOS UM FÔLEGO POR UM MOMENTO, E QUE A CRIANÇA CUJA VIDA É UM PERPÉ-

TUO MEDO PASSA A TOMAR SEU FÔLEGO... E A RETÊ-LO. O SINAL QUE CARACTERIZA UMA CRIANÇA BEM CRIADA É A SUA RESPIRAÇÃO LIVRE E NÃO INIBIDA. ISSO MOSTRA QUE ELA NÃO TEM MEDO DA VIDA.

(A.S. Neil in *Liberdade sem Medo*, Summerhill)

Índice Remissivo

Entradas acompanhadas por um *q* itálico indicam quadros.

A
A Fala
　o gesto e, 12
A Filosofia
　e o mundo, 3
Acinesia, 17
Acouturrier, 4
Adulto
　avaliação no, 32
Afetividade, 49
Ajuriaguerra, 2, 4
Ajustamento
　tônico, 85
Alteração
　nas características, 17
　do movimento, 17
　　direção, 17
　　energia, 17
　　medida, 17
　　velocidade, 17
Apgar
　escala de, 43
Associação
　de ideias, 96
　terapia para, 96
Atenção
　terapia para, 93
Atividade(s)
　corporais, 62
　cotidianas, 62
　grafomotora, 24
　　da criança, 24
　　atividade psicomotora, 24
　　através do grafismo, 24

　evolução do grafismo, 24
　simbolismo do desenho, 24
　para terapia, 89-101
　sugestões de, 89-101
　associação de ideias, 96
　atenção, 93
　compreensão, 96
　constância de percepção, 92
　coordenação visuomotora, 91
　figura-fundo, 92
　memória, 97
　orientação temporal, 95
　percepção, 94, 95, 98
　　auditiva, 98
　　gustativa, 95
　　olfativa, 94
　　tátil, 94
　posição no espaço, 99
　raciocínio, 96
　relações espaciais, 89
　treinamento da percepção, 100
　　auditiva, 100
　　gustativa, 101
　　olfativa, 101
　sugestão de exercícios, 100
　tátil, 101
tônica, 9
tônico-postural, 9
Avaliação
　básica, 33-35
　modelo de, 33-35
　tonicidade, 33
　do bebê, 37-57
　desenvolvimento da criança, 38-42

Índice Remissivo

preensão plantar, 46
primeiros exames, 42
   Apgar, 42
   base, 44
      neurológica, 44
      psicomotora, 44
   clínico geral, 43
   neurológico, 43
   psicomotor, 43
   provas padronizadas, 55
      baby test, 44
      Brunet e Lezine, 44
      escala Casati, Piaget e Lezine, 44
      psicomotora, 47
         afetividade, 49
         condições para, 47
         delineamento da, 49
         fases motoras, 48
         ficha de, 51
         funções intelectuais, 54
         investigação precoce, 50
         justificativa, 47
         linguagem, 54, 55
            articulada, 55
            gestual, 54
            oral/sonora, 55
            visual/gráfica, 56
         mimese expressiva, 54
         reconhecimento precoce, 50
      reações primárias, 44
         automática, 45
         de Galant, 45
         de marcha, 45
         placing reaction, 45
      reflexo de Moro, 46
      reflexos primários, 44
         da coluna vertebral, 45
         da glabela, 45
         magnético, 45
         postural labiríntico, 45
         Landau, 45
         preensão palmar, 46
         tônico-nucal, 45
            assimétrico, 45
      Shantala, 57
   do tono, 30
      harmonia, 31
      maturidade, 30
      ritmo, 31
      modelos de, 65-83

de Lefèvre, 67
   objetivo, 67
de Ozeretski, 65
   exame, 65
   produto, 65
Picq e Vayer, 79
   coordenação motora, 80
   equilíbrio, 79
   maturidade, 82
   postura, 79
   ritmo, 81
psicomotora, 29-32, 59-63
   modalidades de, 29
      da criança, 31
      motora, 29
         na terceira idade, 32
         no adulto, 32
         no bebê, 31
      psicomotora, 29
      tono, 30
      na criança, 59-63
      exame psicomotor, 59

B

Baby Test, 44
Base
   neurológica, 44
   psicomotora, 44
   tono de, 33
      extensibilidade, 33
      passividade, 33
Bebê
   avaliação do, 37-57
   desenvolvimento da criança, 38-42
   preensão plantar, 46
   primeiros exames, 42
      Apgar, 42
      base, 44
         neurológica, 44
         psicomotora, 44
      clínico geral, 43
      neurológico, 43
      psicomotor, 43
      provas padronizadas, 55
         baby test, 44
         Brunet e Lezine, 44
         escala Casati, Piaget e Lezine, 44
         psicomotora, 47
            afetividade, 49

Índice Remissivo

condições para, 47
delineamento da, 49
fases motoras, 48
ficha de, 51
funções intelectuais, 54
investigação precoce, 50
justificativa, 47
linguagem, 54, 55
  articulada, 55
  gestual, 54
  oral/sonora, 55
  visual/gráfica, 56
mimese expressiva, 54
reconhecimento precoce, 50
reações primárias, 44
  automática, 45
  de Galant, 45
  de marcha, 45
  placing reaction, 45
  reflexo de Moro, 46
reflexos primários, 44
  da coluna vertebral, 45
  da glabela, 45
  magnético, 45
  postural labiríntico, 45
  Landau, 45
  preensão palmar, 46
  tônico-nucal, 45
  assimétrico, 45
Shantala, 57
avaliação no, 31
Bower, 6
Brunet e Lezine
  escala, 44

C

Casati, Piaget e Lezine
  escala, 44
Cerebelo
  do movimento, 17
  atuação do, 17
Coluna
  vertebral, 45
  reflexo da, 45
Comportamento(s)
  comunicativos, 11
  adquiridos, 12
  inatos, 11
  socioculturais, 12

Compreensão
  e raciocínio, 96
  terapia para, 96
Comunicação
  a fala, 12
  linguagem, 11, 12
  corporal, 11
  gestual-mimese, 12
  expressiva, 12
  o corpo falante, 13
  o gesto, 12
  tono e, 10
Conceito(s), 5-13
  básicos, 5
  comunicação, 11
  a fala, 12
  linguagem, 11, 12
  corporal, 11
  gestual-mimese expressiva, 12
  o corpo falante, 13
  o gesto, 12
  esquema corporal, 6
  imagem corporal, 7
  movimento, 10
  tonicidade, 7
  atividade, 9
  tônica, 9
  tônico-postural, 9
  e comunicação, 10
  e movimento, 9
  e repouso, 9
  tono, 7
Coordenação
  das mãos, 70*q*
  digital, 61
  dinâmica, 73*q*
  geral, 73*q*
  dos membros, 60
  inferiores, 61
  superiores, 60
  estática, 68*q*
  exame da, 30
  geral, 59
  equilíbrio, 59
  dinâmico, 60
  estático, 59
  motora, 53, 80
  ampla, 80
  digital, 81
  fina, 80

ÍNDICE REMISSIVO

visual, 81
visuomotora, 81
oculomanual, 26
  evolução da, 26
visuomotora, 91
Criança
  avaliação da, 31
  exame psicomotor, 59
  de barriga para baixo, 45
  reflexo postural, 45
  labiríntico, 45
  desenvolvimento da, 38-42
  escuta da, 86
  psicomotricidade na, 19-26
  evolução da, 19-26
  atividade grafomotora, 24
  desenvolvimento motor, 19
  lateralidade, 23

D

Descartes, 4
Desenvolvimento
  da criança, 38-42
  da postura, 25
  do prazer, 85
  sensório-motor, 85
  filogenético, 15
  motor, 19
    1ª etapa, 19
      do nascimento aos 2 anos, 19
    2ª etapa, 20
      dos 2 aos 5 anos, 20
  quadro de, 25, 26
Discriminação
  de formas, 101
  de sons, 100
Dupré, 4

E

ENE (Exame Neurológico Evolutivo), 67
Equilíbrio
  exame do, 29, 59, 79
  dinâmico, 29, 60, 79
  estático, 29, 59, 79
  objetivo, 80
Escala
  Brunet e Lezine, 44
  Casati, Piaget e Lezine, 44
  de Apgar, 44

Esquema
  corporal, 6, 51
Evolução
  da coordenação, 26
  oculomanual, 26
  da preensão, 26
  da psicomotricidade, 9-26
    na criança, 19-26
    atividade grafomotora, 24
    desenvolvimento motor, 19
    lateralidade, 23
Exame(s)
  básico, 29
    da psicomotricidade, 29
    coordenação, 30
    equilíbrio, 29
    postura, 29
    das tensões, 34
    primeiros, 43
    Apgar, 42
    base, 44
    neurológica, 44
    psicomotora, 44
    clínico geral, 43
    neurológico, 43
    psicomotor, 43
  psicomotor, 59
    anotações gerais, 63
    atividades corporais, 62
    cotidianas, 62
    coordenação digital, 61
    coordenação dos membros, 60
      inferiores, 61
      superiores, 60
    coordenação geral, 59
    equilíbrio, 59, 60
      dinâmico, 60
      estático, 59
    lateralidade, 61
    mímica, 62
Exploração
  do próprio corpo, 25

F

Fase(s)
  motoras, 48
    do bebê, 48
    recém-nato, 48
    de 1 a 6 meses, 48

Índice Remissivo

de 4 a 6 meses, 49
de 7 a 9 meses, 49
de 10 a 15 meses, 49
Ficha
  de avaliação psicomotora, 51
  0 a 1 ano, 51
  coordenação motora, 53
  esquema corporal, 51
  lateralidade, 54
  reflexos arcaicos, 52
  tono, 52
Figura-Fundo
  terapia para, 92
Freud, 4, 21
Função(ões)
  intelectuais, 54

G
Galant
  reação de, 45
  reflexo, 45
  da coluna vertebral, 45
Gesell, 1, 21-22
Glabela
  reflexo de, 45
Grafismo
  atividade através do, 24
  psicomotora, 24
  evolução do, 24
  simbolismo do, 24

H
Harmonia
  avaliação da, 31
Henry Wallon, 2, 21, 22
Histórico, 1-4
  da psicomotricidade, 1
  Ajuriaguerra, 2
  Gesell, 1
  Piaget, 2
  Shilder, 2
  Wallon, 2
  unicidade, 2
  processo da, 2
  visão filosófica no, 2

I
Imagem
  corporal, 7
  diante do espelho, 26
Investigação
  precoce, 50

J
Jean Bergés, 4
Jean Piaget, 2, 21, 22

L
Lapièrre, 4
Lateralidade, 23, 54, 61
Lefèvre
  avaliação segundo, 67
  objetivo, 67
Liberdade
  sem medo, 105, 106
Linguagem
  articulada, 55
  corporal, 11, 29
  gestual, 54
  gestual-mimese, 12
  expressiva, 12
  oral/sonora, 55
  visual/gráfica, 56
Linha de Atuação, 27, 28
  campos de atuação, 28
  formação, 28
  pré-requisito, 27
  para o trabalho, 27

M
Mão(s)
  coordenação das, 70q
  velocidade das, 75q
Marcha
  reação de, 45
Maturidade
  avaliação da, 30
  corporal, 82
  escolar, 83
  facial, 82
  bilateral, 82
  unilateral, 82
Memória
  terapia para, 97

ÍNDICE REMISSIVO

Mimese
 expressiva, 54
Mímica, 62
Modelo(s)
 de avaliação, 65-83
 de Lefèvre, 67
 objetivo, 67
 de Ozeretski, 65
 exame, 65
 produto, 65
 Picq e Vayer, 79
 coordenação motora, 80
 equilíbrio, 79
 maturidade, 82
 postura, 79
 ritmo, 81
Moro
 reflexo de, 46
Motricidade
 neurologia *versus*, 15-18
 desenvolvimento, 15
 filogenético, 15
 evolução do movimento, 16
 alteração nas características do, 17
 atuação do cerebelo do, 17
 músculo estriado, 16
 sistemas anatômicos, 16
Movimento, 10
 evolução do, 16
 alteração nas características do, 17
 direção, 17
 energia, 17
 medida, 17
 velocidade, 17
 atuação do cerebelo do, 17
 simultâneo, 77q
 tono e, 9
Músculo(s)
 estriados, 16

N

Neurologia
 versus motricidade, 15-18
 desenvolvimento, 15
 filogenético, 15
 evolução do movimento, 16
 alteração nas características do, 17
 atuação do cerebelo do, 17
 músculo estriado, 16
 sistemas anatômicos, 16

O

O Corpo
 falante, 13
O Gesto
 e a fala, 12
O Mundo
 e a filosofia, 3
Orientação
 temporal, 95
 terapia para, 95
Ozeretski
 avaliação segundo, 65
 exame, 65
 produto, 65

P

Percepção
 terapia para, 92
 auditiva, 98
 constância de, 92
 gustativa, 95
 olfativa, 94
 tátil, 94
 treinamento da, 100
 sugestão de exercícios, 100
 auditiva, 100
 gustativa, 101
 olfativa, 101
 tátil, 101
Picq e Vayer
 coordenação motora, 80
 ampla, 80
 digital, 81
 fina, 80
 visual, 81
 visuomotora, 81
 equilíbrio, 79
 dinâmico, 79
 estático, 79
 objetivo, 80
 maturidade, 82
 corporal, 82
 escolar, 83
 facial, 82
 bilateral, 82
 unilateral, 82
 postura, 79
 ritmo, 81
Placing
 reaction, 45

Índice Remissivo

Posição
  do esgrimista, 45
  no espaço, 99
  terapia para, 99
Postura, 79
  desenvolvimento da, 25
  exame da, 29
  atitudes, 29
  linguagem corporal, 29
  posição do corpo, 29
Preensão
  palmar, 46
  plantar, 46
Prova(s)
  padronizadas, 55
  baby test, 44
  escala, 44
  Brunet e Lezine, 44
  Casati, Piaget e Lezine, 44
Psicomotricidade
  é a consciência de si, 103
  exame básico da, 29
  coordenação, 30
  equilíbrio, 29
  postura, 29
  atitudes, 29
  linguagem corporal, 29
  posição do corpo, 29
  histórico da, 1
  Ajuriaguerra, 2
  Gesell, 1
  Piaget, 2
  Shilder, 2
  Wallon, 2
  na criança, 19-26
  evolução da, 19-26
    atividade grafomotora, 24
    desenvolvimento motor, 19
    lateralidade, 23

R
Raciocínio
  compreensão e, 96
  terapia para, 96
Reação(ões)
  primárias, 44
  automática, 45
  de Galant, 45
  de marcha, 45
  placing reaction, 45

Reconhecimento
  do próprio corpo, 25
  precoce, 50
Recurso(s)
  terapêuticos, 85-87
  ajustamento tônico, 85
  escuta da criança, 86
  prazer sensório-motor, 85
  desenvolvimento do, 85
  sala de psicomotricidade, 86
  importância da, 86
  terapeuta, 86
  instrumento do paciente, 86
  vivenciar o sensório-motor, 85
Reflexo(s)
  arcaicos, 52
  de Moro, 46
  miotático, 8
  postural, 45
  labiríntico, 45
  primários, 44
    da coluna vertebral, 45
    da glabela, 45
    magnético, 45
    postural labiríntico, 45
    Landau, 45
    preensão palmar, 46
    tônico-nucal, 45
    assimétrico, 45
Relação(ões)
  espaciais, 89
  terapia para, 89
Repouso
  tono e, 9
Ritmo(s), 81, 100
  avaliação do, 31, 35

S
Sala
  de psicomotricidade, 86
  importância da, 86
  para a criança, 86
  para o adulto, 87
  para o psicomotricista, 87
Sensório-Motor
  prazer, 85
  desenvolvimento do, 85
  vivenciar o, 85
Shantala, 57
Shilder, 2

Índice Remissivo

Sistema(s)
  anatômicos, 16
Som(ns)
  discriminação de, 100
  identificação de, 100

T

Taquicinesia, 17
Terapeuta
  instrumento do paciente, 86
Terapia
  sugestões de atividades para, 89-101
  associação de ideias, 96
  atenção, 93
  compreensão, 96
  constância de percepção, 92
  coordenação visuomotora, 91
  figura-fundo, 92
  memória, 97
  orientação temporal, 95
  percepção, 94, 95, 98
  auditiva, 98
  gustativa, 95
  olfativa, 94
  tátil, 94
  posição no espaço, 99
  raciocínio, 96
  relações espaciais, 89
  treinamento da percepção, 100
  auditiva, 100
  gustativa, 101
  olfativa, 101
  sugestão de exercícios, 100
  tátil, 101
Terceira Idade
  avaliação na, 32
Tonicidade
  atividade, 9
  tônica, 9
  tônico-postural, 9
  avaliação da, 33
  exame das tensões, 34
  método de Françoise Desobaux, 33
  ritmo, 35
  tono, 33, 34
    de ação, 34
    de base, 33
    de força, 34
    e comunicação, 10
    e movimento, 9
    e repouso, 9
  tono, 7
Tono, 7, 52
  avaliação do, 30
  harmonia, 31
  maturidade, 30
  ritmo, 31
  contração tônica, 8
    de ação, 34
    circuito, 34
    de base, 33
    extensibilidade, 33
    passividade, 33
    de força, 34
  distonia, 8
  e comunicação, 10
  e movimento, 9
  e repouso, 9
  espasmo, 8
  espasticidade, 8
  hipertonia, 8
  hipotonia, 8
  laço gama, 8
  reflexo miotático, 8
  rigidez, 8

U

Unicidade
  processo da, 2
  visão filosófica no, 2
  a filosofia e o mundo, 3
  o mundo e a filosofia, 3
  princípio da, 3